Anshi Jain
Devi Charan Shetty

Caracterização molecular das lesões de células claras da cabeça e do pescoço

Anshi Jain
Devi Charan Shetty

Caracterização molecular das lesões de células claras da cabeça e do pescoço

ScienciaScripts

Imprint
Any brand names and product names mentioned in this book are subject to trademark, brand or patent protection and are trademarks or registered trademarks of their respective holders. The use of brand names, product names, common names, trade names, product descriptions etc. even without a particular marking in this work is in no way to be construed to mean that such names may be regarded as unrestricted in respect of trademark and brand protection legislation and could thus be used by anyone.

Cover image: www.ingimage.com

This book is a translation from the original published under ISBN 978-620-2-30761-1.

Publisher:
Sciencia Scripts
is a trademark of
Dodo Books Indian Ocean Ltd. and OmniScriptum S.R.L publishing group

120 High Road, East Finchley, London, N2 9ED, United Kingdom
Str. Armeneasca 28/1, office 1, Chisinau MD-2012, Republic of Moldova, Europe
Printed at: see last page
ISBN: 978-620-8-25670-8

ÍNDICE DE CONTEÚDOS

Capítulo 1	**2**
Capítulo 2	**12**
Capítulo 3	**34**
Capítulo 4	**127**

Capítulo 1

Introdução

O termo células claras refere-se a células que têm uma auréola clara à volta dos seus núcleos, porque contêm glicogénio abundante ou outro material que não é corado pela hematoxilina ou eosina. Estão amplamente distribuídas no corpo, aparecendo entre as células parenquimatosas da região, apresentando função semelhante ou diferente das demais células parenquimatosas. [1]

No momento do desenvolvimento do dente, a cavidade oral primitiva ou estomodeu é revestida por ectoderme, que consiste numa camada basal de células cuboidais a colunares baixas e numa camada superficial de células escamosas achatadas. O citoplasma destas células é rico em glicogénio, o que lhes confere um aspeto vazio (células claras). Assim, as células claras são consideradas como a caraterística típica do remanescente celular da lâmina dentária. [2] Estas células contêm uma grande quantidade de material lábil de diástases PAS positivo, indicativo de glicogénio.

Tipos de células claras

1. Células claras fisiológicas
2. Células claras patológicas

Células claras fisiológicas

As células que têm uma auréola clara à volta dos núcleos e estão amplamente distribuídas no corpo são designadas por células claras fisiológicas. Estas podem ser observadas nas secções histológicas do epitélio. São também designadas *por não-queratinócitos.*

1 Células produtoras de pigmento (melanócitos)

2. Células de Langerhans 3. Células de Merkel

Estas células constituem, no seu conjunto, 10% da população celular do epitélio oral. Estas células não têm ligação desmossómica às células adjacentes, pelo que, durante o processamento histológico, o citoplasma encolhe à volta do núcleo para produzir a auréola clara. As células de Merkel não são dendríticas e possuem tonofilamentos de queratina e, ocasionalmente, desmossomas que as ligam às células adjacentes. Como resultado, nem sempre se assemelha às outras células claras em secções histológicas. Nenhuma destas células contém o grande número de tonofilamentos e desmossomas observados nos queratinócitos epiteliais, e nenhuma participa no processo de maturação observado nos epitélios orais. [1]

Estes também podem ser observados na secção histológica do tecido conjuntivo e designados por tecidos adiposos.

Células claras patológicas

As células que estão presentes em várias condições patológicas e que aparecem vazias são designadas por células claras patológicas. Os tumores constituídos exclusiva ou predominantemente por células claras são raros na glândula salivar, nos maxilares e na mucosa oral, representando apenas 1% a 2% de todos os tumores nestas localizações. Mais frequentemente, as células claras representam um elemento menor em tumores que, de outra forma, seriam típicos.[3] As células claras podem ser observadas em quase todos os tumores benignos ou malignos de derivação epitelial, mesenquimal, melanocítica ou hematopoiética.[4] Na área maxilofacial, a neoplasia de células claras pode ser esquematicamente subdividida em pelo menos três categorias, de acordo com suas origens putativas. Estas incluem os tumores das glândulas salivares, as neoplasias odontogénicas e os tumores de células claras metastáticos. Os dois primeiros grupos mencionados representam pelo menos 90% de todos os tumores de células claras na região maxilofacial.[3]

Origem das células claras

Na área maxilofacial, as células claras são encontradas em muitos tumores diferentes que são geralmente de origem salivar, odontogénica ou metastática e, nestes tumores, as células claras resultam mais frequentemente de artefactos de fixação, mas, em alguns casos, podem ser o reflexo de estados funcionais peculiares das células tumorais, tal como referido especialmente nos tumores das glândulas salivares; escassez de organelos nas células do ducto salivar, o que lhes confere um aspeto vazio; acumulação intracelular de várias substâncias, como glicogénio na célula mioepitelial, acumulação de mucina nas células mucosas, lípidos nas células sebáceas, tonofilamentos nas células epidermóides claras, grânulos de zimogénio imaturos nas células acinares claras

Dilema de diagnóstico das lesões de células claras

Um problema comum para o patologista cirúrgico é representado pela imagem de neoplasias citologicamente malignas que são compostas total ou predominantemente por células poligonais com citoplasma claro. Por vezes, os pormenores radiográficos ou históricos relativos a estas massas permitem fazer um diagnóstico seguro. No entanto, nos relatórios iniciais sobre lesões de células claras são frequentemente utilizadas advertências, tais como "trata-se de uma neoplasia maligna indiferenciada com extensa alteração de células claras; serão necessárias análises adicionais de microscopia eletrónica ou imunológicas para obter uma interpretação mais definitiva".

Modos variáveis de apresentação de células claras em lesões de células claras 1. A proliferação neoplásica de diversas linhagens pode manifestar um aspeto de células claras virtualmente idêntico, independentemente de serem de natureza benigna ou maligna.[5] Assim, o modus operandi para um patologista cirúrgico reside em análises adicionais de microscopia eletrónica ou imunológicas.

2. A progressão do tumor pode levar a extensas alterações claras, talvez como um fenómeno secundário ou como resultado de uma avaliação clonal.

3. A diferenciação da origem do tumor torna-se cada vez mais difícil nos casos de neoplasias de tipo células claras, como os carcinomas de células renais que metastizam para órgãos com uma ocorrência potencial de tumores de células claras.

4. Os artefactos que podem causar alterações nas células claras podem também diminuir ou anular a imunorreactividade procurada nas avaliações imunohistológicas. Este efeito é potencialmente irremediável, mesmo após a aplicação dos chamados métodos de "recuperação de antigénios" aos

tecidos em questão.[5]

Assim, as células claras podem estar presentes tanto a nível fisiológico como em várias patologias. Além disso, as lesões que contêm células claras são geralmente de natureza maligna e é necessário recorrer a técnicas avançadas, como a microscopia eletrónica e a imunohistoquímica, para determinar a origem exacta dessas lesões de células claras, a fim de proporcionar um tratamento definitivo.

Definições

1. **CÉLULAS CLARAS** - são células arredondadas que, à microscopia ótica, mostram uma zona clara circunferencial imediatamente exterior ao núcleo.[6]

2. ACANTHOMA - Hipertrofia benigna ou maligna que se origina do estrato espinhoso e é localizada em vez de difusa.[7]

3. **ADENOMA** - Tumor epitelial benigno em que as células formam uma estrutura glandular reconhecível ou em que as células são derivadas do epitélio glandular.[7]

4. **ARTIFACTOS** - refere-se a uma estrutura artificial ou alteração de tecido numa lâmina microscópica preparada - o resultado de um fator estranho.[1]

5. **NEVO DE CÉLULAS EM BALÃO** - nevo intradérmico constituído por células em balão com citoplasma pálido que contém grandes vacúolos formados por melanossomas alterados.[8]

6. **VARIANTE BIFÁSICA** - padrão composto por células eosinofílicas e células claras com uma disposição em duas camadas. [9]

7. **GRÂMULOS DE BIRBECK** - são definidos como estruturas em forma de haste ou de raquete de ténis ligadas à membrana, com uma densidade linear central, que se encontram no citoplasma das células de Langerhans.[6]

8. **EVOLUÇÃO CLONAL** - termo que se refere ao tumor que surge a partir de células normais que

sofrem mutação e geram descendentes anormais que também sofrem mutação, formando uma massa de células cancerígenas geneticamente variadas.[6]

9. **CARCINOMA DE CÉLULAS CLARAS** - definido como um carcinoma de baixo grau caracterizado por um ninho de células claras num estroma densamente amiloide, fibroso e hialinizante
cordões, ninhos, lençóis e trabéculas de células tumorais circundantes.[10]

10. **CARCINOMA ODONTOGÉNICO DE CÉLULAS CLARAS** - caracteriza-se por placas e ilhas de células claras vacuoladas.[11]

11. **DESMOSSOMOS** - Estrutura que forma o local de adesão entre duas células, consistindo numa placa densa em cada célula adjacente, separada por uma fina camada de material extracelular.[1]

12. **CARCINOMA HIALINIZANTE DE CÉLULAS CLARAS** - é uma entidade clínico-patológica distinta, composta exclusivamente por uma população monomórfica de células indiferenciadas com citoplasma opticamente claro e estroma hialinizado.[9]

13. **CERATINÓCITOS** - Célula da epiderme viva e de certos epitélios orais que produz queratina no processo de diferenciação em células mortas e totalmente queratinizadas do estrato córneo.[1]

14. **CÉLULAS DE LANGERHANS** - **Células** dendríticas dos espaços intersticiais da epiderme dos mamíferos que funcionam como células apresentadoras de antigénios que ligam os antigénios que entram através da pele e os transportam para os gânglios linfáticos. [1]

15. **CÉLULAS LIPOBLASTAIS** - Definidas como células do tecido conjuntivo que se desenvolvem em células adiposas.[7]

16. **METAPLASIA** - é a substituição reversível de um tipo de célula diferenciada por outro tipo de célula madura diferenciada.[12]

17. **CÉLULAS MIOEPITÉLICAS** - são células musculares contrácteis que se encontram na

superfície

de alguns ácinos das glândulas salivares, que se acredita facilitarem a secreção de fluidos das glândulas. [13]

18. NEVUS - Tumor benigno (não canceroso) dos melanócitos, mais vulgarmente designado por verruga.[7]

19. ONCOCITOS - são células epiteliais caracterizadas por uma quantidade excessiva de mitocôndrias, resultando num citoplasma granular acidófilo abundante.[7]

20. TONOFILAMENTOS - proteína citoplasmática estrutural, cujos feixes formam uma tonofibrila.[1]

História

> As células de Merkel foram descritas pela primeira vez como *"Helle Zellen" (células claras)* localizadas na camada basal da epiderme em certas áreas distintas da pele peluda dos mamíferos por **Merkel, 1875.**[1]

> Em 1945, *Waldron e Mustoe* demonstraram a existência de células claras no **carcinoma mucoepidermóide.**[14]

> **O sarcoma de células claras (CCS)** é uma variante de sarcoma recentemente descrita, caracterizada por células claras proeminentes com caraterísticas semelhantes às do melanoma de células claras. Esta neoplasia foi descrita pela primeira vez pelo *Dr. Franz M. Erzinger* em 1965. 5[1]

> O primeiro caso de **tumor odontogénico epitelial calcificante de células claras** foi relatado por *Abrams e Howell* em 1967.[16]

> **Carcinoma mioepitelial epitelial** inicialmente descrito como adenoma rico em glicogénio ou de células claras devido ao componente de células claras. *Donath et al* em 1972

introduziu o termo carcinoma mioepitelial epitelial.[17]

> *Unni KK*, em 1976, relatou um **condrossarcoma de células claras.**[18]

> Em 1980, *Batsaki* descreveu o termo **carcinoma de células claras da glândula salivar.**[9]

> *Paul Grawitz*, em 1883, descreveu células claras no **Carcinoma de Células Renais.**[19]

> **O carcinoma basocelular de células claras** foi descrito pela primeira vez por *Barr e Williamson* em 1984.[20]

> Em 1985, *Hansen et al.* relataram uma neoplasia odontogénica localmente agressiva e denominaram-na de **tumor odontogénico de células claras.**[21]

> *Cartagena et al*, em 1988, relataram o primeiro caso de **mioepitelioma de células claras.**[22]

> O cisto odontogénico glandular (CGO) é um cisto ósseo maxilar pouco comum de origem odontogénica, descrito pela primeira vez em 1988 por *Gardner et al. Magnusson et al* identificaram a presença de células claras no **cisto odontogénico glandular.**[23]

> *Povysil*, em 1988, relatou uma **variante de células claras do osteossarcoma.**[24]

> *Tavassori*, em 1991, identificou outro caso de **mioepitelioma de células claras.**[22]

> *Milchgrub et al*, em 1994, descreveram **o carcinoma hialinizante de células claras** como uma entidade separada de outras lesões de células claras das glândulas salivares e, mais tarde, por *Ellis*, em 1998. [9]

> O termo **ameloblastoma de células claras** foi observado pela primeira vez por *Hansen et al* em 1995 e

mais tarde por *Waldron et al.*[21]

> *Greer e Johnson* observaram células claras no **quisto periodontal lateral.**[25]

> *Wysocki et al.* propuseram que o quisto periodontal lateral surge a partir de células claras da lâmina dentária. [25]

CLASSIFICAÇÃO PROFISSIONAL

Os tumores de células claras, tanto benignos como malignos, podem ser classificados com base no tecido de origem

1. Epitélio
2. Mesenquimatoso
3. Diversos

> Epitélio

a) Glandular

b) Não glandular

- Odontogénico
- Não odontogénico

I <u>EPITÉLIO</u>

<u>A PRIMÁRIA</u>

a) **<u>Glandular</u>**

1 Tumores predominantemente de células claras

Mioepitelioma de células claras

Carcinoma mioepitelial epitelial

Carcinoma de células claras hialinizante

2 Variante de células claras dos tumores das glândulas salivares

Oncocitoma (variante de células claras)

Carcinoma mucoepidermóide (variante de células claras)

Adenocarcinoma de células acínicas (variante de células claras)

Variante de células claras do adenoma sebáceo e linfadenoma

b) **<u>Não glandular</u>**

<u>- Epitélio odontogénico</u>

- Quistos

Cisto glandular

Quistos gengivais

Cisto periodontal lateral

Quistos odontogénicos botryoides

- Tumores

Tumor odontogénico de células claras

Tumor odontogénico epitelial calcificante de células claras

Ameloblastoma de células claras

J **Epitélio não odontogénico**

1. Anexos cutâneos

i) Lesões melanocíticas

Nevos nevocelulares (melanócitos basilares)

Nevo de células em balão

Melanomas

- Disseminação superficial
- Nodular invasivo

ii) Triciemoma

Acantoma de células claras

Adenoma e carcinoma sebáceo

iii) Siringomas

Espiadenoma do écrino

Hidroadenoma de células claras

2. Tumores de queratinócitos

Carcinoma basocelular

Carcinoma de células escamosas

B. METASTÁTICO

Carcinoma de células renais

Fígado

Intestino grosso

Prostrado

Tiroide

II MESENQUÍMICA

Derivado da cartilagem - Variante de células claras do condrossarcoma

Derivado de adipócitos - Lipoma e Lipossarcoma

Sarcoma de Ewing e Tumor neuroectodérmico primitivo

Sarcoma das partes moles alveolares

Rabdomiossarcoma

Sarcoma de células claras

III DIVERSOS

1. Doenças de armazenamento

Doença de Hurler

Doença de Hand Schullers

2. Infecções virais

a) Papiloma escamoso

b) Verruga vulgar

c) Condiloma acuminado

II) CLASSIFICAÇÃO DA ACTIVIDADE

LESÃO PREDOMINANTE DE CÉLULAS CLARAS

- Carcinoma mioepitelial epitelial
- Mioepitelioma de células claras
- Carcinoma de células claras hialinizante
- Tumor odontogénico de células claras
- Tumor odontogénico epitelial calcificante de células claras
- Cisto odontogénico glandular

LESÕES COM VARIANTES DE CÉLULAS CLARAS

- Oncocitoma
- Carcinoma mucoepidermóide
- Adenocarcinoma de células acínicas
- Variante de células claras de adenoma sebáceo e linfadenoma
- Ameloblastoma de células claras
- Cisto periodontal lateral
- Cisto odontogénico botrioide
- Nevo de células em balão
- Melanomas
- Acantoma de células claras
- Hidroadenoma de células claras
- Carcinoma basocelular
- Carcinoma de células escamosas
- Variante de células claras do condrossarcoma
- Rabdomiossarcoma
- Doença de Hurler
- Doença de Hand Schullers

Capítulo 2

Revisão da literatura

Slootweg e Utrecht (1980)[26] - diagnosticaram um caso raro de condrossarcoma de células claras que se apresentava com uma tumefação no maxilar esquerdo. A tumefação estava presente há 3 anos e tinha aumentado lentamente. O exame histopatológico da amostra mostrou uma lesão composta predominantemente por células claras monomórficas com um pequeno núcleo central e limites citoplasmáticos distintos, juntamente com as caraterísticas clássicas do condrossarcoma. As células claras estavam a infiltrar-se nos espaços medulares do osso esponjoso preexistente. Algumas das células claras apresentavam um citoplasma ligeiramente acidófilo e podiam ser identificadas transições entre as células claras e as áreas em que existiam células numa matriz condroide. No interior do campo compacto de células claras, estavam também presentes células gigantes multinucleadas. Com base nas caraterísticas acima referidas, foi feito um diagnóstico recentemente reconhecido de condrossarcoma de células claras, que tem um crescimento lento em comparação com o condrossarcoma convencional e pode ser curado por excisão local radical.

Lehur, Cote, Poisson, Elhilali e Kandalaft (1983)[27] destacaram um caso de metástase tiroideia do carcinoma renal numa mulher que veio para avaliação de bócio, mas que não tinha queixas de disfunção tiroideia. A tiroide estava ligeira e regularmente aumentada e firme. Não havia adenopatia cervical. Devido à história de hematúria, foi efectuada uma pielografia intravenosa, tendo havido dificuldade em definir o contorno do rim esquerdo. A tomografia assistida por computador e a ecografia do abdómen mostraram uma massa volumosa na região superior do rim esquerdo. Foi então efectuada uma nefrectomia radical esquerda. O estudo anatomopatológico revelou células tumorais vacuoladas em ninhos e cordões rodeados por bandas de tecido fibroso, tendo sido confirmado o diagnóstico de carcinoma renal de células claras típico (hipernefroma) e o destaque deste caso foi o aparecimento clínico súbito de metástases da tiroide imediatamente após a nefrectomia.

Schmidt-Westhausen, Philipsen e Reichart (1992)[28] relataram um caso de um homem idoso com uma tumefação firme e indolor que crescia lentamente no vestíbulo anterior da mandíbula. No exame histopatológico com coloração H e E e utilizando a coloração de tecido conjuntivo de van Gieson e o PAS, o tumor revelou filamentos, lençóis e ilhas de células tumorais epiteliais em proliferação num estroma de tecido conjuntivo fibroso maduro. As células claras arredondadas ocorreram como componentes individuais ou agrupadas num grande número de ilhas ou lençóis tumorais. As células claras pareciam desenvolver-se a partir das células CEOT através da acumulação contínua de material inicialmente positivo para PAS. Em fases posteriores, o citoplasma das células claras parecia vazio. Na MET, o citoplasma das células claras continha restos de tonofilamentos, aglomerados dispersos de ribossomas, alguns perfis de retículo endoplasmático, mas a maior parte das células aparecia quase sem organelos detectáveis. A pesquisa de grânulos de Birbeck estruturais em forma de bastão e de raquete foi negativa. Foram encontrados desmossomas entre as células claras e entre estas e as células tumorais.

Triantafillidou, Dimitrakopoulos e Skordalaki (1997)[29] destacaram um caso que se queixava de um tumor com seis meses de evolução no lado direito do palato. O tumor era indolor, móvel e os gânglios linfáticos não eram palpáveis no pescoço. O exame microscópico do tumor revelou células claras, que eram a caraterística predominante e eram causadas por degeneração hidrópica, juntamente com a presença de células indiferenciadas ou células epidermóides pouco diferenciadas, nas quais era difícil ver as pontes intercelulares. Foi feito o diagnóstico de um tumor das glândulas salivares menores, embora o carcinoma de células claras se encontre principalmente nas glândulas salivares maiores, especialmente na parótida, podendo, no entanto, ser encontrado nas glândulas salivares menores e noutros locais intra-orais.

Nappi, Mills, Swanson e Wick (1997)[5] - discutiram os problemas enfrentados pelos patologistas cirúrgicos no diagnóstico de lesões de células claras que podem apresentar aparências microscópicas semelhantes apesar de uma linhagem completamente diferente. Além disso, uma localização anatómica fornece poucas ou nenhumas pistas definitivas para o provável diagnóstico final. Devido a estes factores, é necessário considerar não só os pormenores clínicos e radiológicos, mas também a possível aplicação da imunohistologia, da microscopia eletrónica e da citogenética. Algumas dessas diferentes classes neoplásicas foram destacadas neste artigo, como a neoplasia epitelial maligna de células claras, que foi identificada por avaliação citogenética - hibridização in situ por fluorescência (FISH). Melanoma maligno com caraterísticas de "células em balão", em que os achados de microscopia eletrónica foram salientes e, imunohistoquimicamente, o melanoma de células em balão difere de muitos outros subtipos de melanoma epitelioide, na medida em que o HMB-45 é mínimo ou está ausente nas células em balão. Tumor de células claras do osso, composto inteiramente por células epitelioides dispostas em placas.

Estes eram imunorreactivos para a proteína S-100 e a vimentina e foram interpretados como representando condrossarcoma de células claras. Por conseguinte, concluiu-se que, através da aplicação sistemática de análises adjuvantes e da integração consistente de informações clínicas no processo de diagnóstico, é possível alcançar um elevado nível de exatidão na área confinada da patologia cirúrgica.

Maiorano, Altini, Dent e Favia (1997)[3] - reviram os tumores de células claras da mucosa oral, dos maxilares e das glândulas salivares. As células claras nestas proliferações resultam mais frequentemente de artefactos de fixação, mas também podem ser o resultado da acumulação citoplasmática de água, glicogénio, filamentos intermédios ou grânulos de zimogénio imaturos ou de uma escassez de organelos celulares. As neoplasias odontogénicas que podem ser caracterizadas predominantemente por um componente de células claras incluem o carcinoma odontogénico, o ameloblastoma e o tumor odontogénico epitelial calcificante (CEOT). O tumor de células claras de origem nas glândulas salivares é quase invariavelmente de natureza maligna, exceto o oncocitoma e o mioepitelioma. O tumor de células claras metastático mais comum na mucosa oral e nos maxilares é o carcinoma de células renais. No entanto, também devem ser consideradas as metástases de melanoma e de tumores malignos de células claras da prostata, do intestino, da tiroide e do fígado.

Tie-jun li, Shi-feng e Yan gao (2001)30 - apresentaram 5 casos de carcinoma odontogénico de células claras e descreveram a evolução clínica, o espetro histológico e as caraterísticas imunocitoquímicas destas lesões. Histopatologicamente, em todos os 5 casos, as células tumorais eram caracterizadas predominantemente por um citoplasma claro abundante com uma membrana citoplasmática distinta e consistiam em ilhas e placas de grandes células claras e pequenas células basalóides. A maioria das células claras continha glicogénio citoplasmático. Imunocitoquimicamente, as células tumorais eram positivas para a pan-queratina, a citoqueratina 19 e o antigénio da membrana epitelial (EMA), mas eram negativas para a vimentina, a proteína S100, a desmina, a actina do músculo liso e o antigénio do melanoma humano. O acompanhamento mostrou que 4 dos 5 pacientes apresentaram recidiva. Assim, foi salientado que as neoplasias odontogénicas de células claras são, pelo menos, neoplasias malignas de baixo grau e devem ser classificadas como carcinomas.

Dessy, Enrico, Braidotti e Paola (2001)[31] - destacaram um caso de mesotelioma epitelioide maligno, uma neoplasia que surge das células serosas superficiais num homem com efusões pleurais recorrentes do lado direito. No exame histopatológico, utilizando a coloração H e E, o reagente de ácido periódico de Schiff e o azul de Alcian, o tumor era composto por grandes células redondas a poligonais; as células apresentavam citoplasma claro abundante com membranas citoplasmáticas evidentes e núcleos pequenos e redondos excêntricos. A maioria das células estava disposta em estruturas em forma de lâmina, sem evidência de padrões tubulares ou papilares. Não foram observados glicogénio e mucinas intracitoplasmáticas. Imunohistoquimicamente, as células tumorais apresentavam uma forte coloração citoplasmática para anticorpos anti-queratinas, antigénio da membrana epitelial, calretinina e HBME-1. O exame ultra-estrutural revelou elementos grandes com citoplasma aparentemente vazio.

Maiorano, Altini, Viale, Piattelli e Favia (2001)[32] relataram dois casos de células claras em tumores de origem odontogénica. As neoplasias odontogénicas compostas predominantemente por células claras são muito raras. Os exemplos incluem as variantes de células claras de

CEOT, ameloblastoma e carcinoma odontogénico de células claras. Este último demonstrou ter um comportamento agressivo em termos de recorrência ou metástases. Assim, estes tumores devem ser designados por carcinomas odontogénicos de células claras. Este artigo destacou dois casos de carcinoma odontogénico de células claras. Ambos os casos focaram as suas caraterísticas morfológicas, imunofenotípicas e de diagnóstico diferencial. Ao exame histopatológico, as células tumorais eram grandes, com citoplasma claro e dispostas em placas irregulares. Algumas destas últimas apresentavam um bordo periférico de células com citoplasma eosinofílico ou incluíam estruturas semelhantes a ductos. Não havia evidência de diferenciação ameloblástica. A maioria das células continha grânulos de glicogénio e era imunorreativa para citoqueratinas e antigénio da membrana epitelial. No diagnóstico diferencial, devem ser considerados outros tumores odontogénicos de células claras, tumores das glândulas salivares e tumores metastáticos. Recomenda-se que termos como ameloblastoma de células claras e tumor odontogénico de células claras não sejam utilizados para descrever estes tumores.

Wang, Brandwein, Gordon, Robinson, Urken e Zarbo (2002)[10] - compararam as caraterísticas clinicopatológicas de 20 casos de tumores salivares primários de células claras, incluindo 12 carcinomas de células claras (CCC), 7 carcinomas epiteliais-mioepiteliais (EMEC) e 1 carcinoma mioepitelial de células claras (CCMEC) e investigaram a sua inter-relação no que respeita à diferenciação mioepitelial. Histopatologicamente, o carcinoma de células claras apresentava-se como ilhas e placas de células tumorais com citoplasma claro. Os carcinomas epiteliais-mioepiteliais cresceram de uma forma lobulada, semelhante a pseudópodes. A infiltração em forma de cápsula era comum a todos os casos. Os tumores eram compostos por cordões de células ductais estreitamente compactadas, cuboidais a planas, rodeadas por células maiores, claras, periluminais, do tipo mioepitelial. As células claras variavam de grandes e cuboidais a pequenas e fusiformes. As células claras também formavam ninhos sólidos, mas a diferenciação ductal era facilmente visível à microscopia ótica e era acentuada pela imunohistoquímica da citoqueratina de baixo peso molecular. No carcinoma mioepitelial de células claras, as células tumorais claras eram geralmente mais pequenas e mais uniformes em tamanho e forma do que as células tumorais claras epitelióides do CCC. Imunohistoquimicamente, havia uma forte expressão de S100.

Dahiya, Sarkar, Ralte e Sharma (2002)[21] destacaram um caso de um homem de 26 anos com um inchaço no lado direito da face. O tumor recidivou 5 anos após a sua excisão e o exame histopatológico revelou ilhas tumorais compostas por células claras com contornos bem definidos e núcleo centralizado, juntamente com células periféricas colunares, paliçada nuclear e polarização inversa. Foi observada uma diferenciação escamosa. As colorações especiais para a mucina foram negativas, mas o PAS para o glicogénio foi positivo. O perfil imuno-histoquímico deste tumor sugeria que se tratava de um epitélio de origem odontogénica. Além disso, havia a presença de estruturas eosinofílicas hialinas fibrilares semelhantes a dentina/osso entre os ninhos de células tumorais e o estroma fibroso. Assim, as caraterísticas acima excluíram a sua diferenciação com o carcinoma de células escamosas e outros tumores de células claras da região da cabeça e do pescoço, tendo sido estabelecido o diagnóstico de CCOC, que é uma lesão com recorrências frequentes e potencial de metástases regionais e distantes.

Munot, Ganvir, Dolas e Hazarey (2003)[17] - elucidaram um caso de variante de células claras de carcinoma epitelial-mioepitelial num homem de 50 anos de idade com tumefação assintomática do palato médio presente desde há 7 anos. A tumefação tinha vindo a aumentar gradualmente de tamanho. O exame clínico revelou uma tumefação única, bem circunscrita e não sensível na região palatina média. Microscopicamente, as secções coradas com hematoxilina e eosina mostraram uma massa tumoral parcialmente encapsulada, composta por grupos de células claras dispostas em padrão lobular, separadas por septos hialinizados. As células individuais eram redondas/ovais, com núcleo centralizado e citoplasma claro. Este componente de células claras foi visto como predominante em muitas secções. Para além das células claras, foram também observadas muitas células bizarras dispersas que apresentavam hipercromatismo nuclear, pleomorfismo, multilobulação, atividade mitótica focal e grupos de células plasmocitóides, juntamente com caraterísticas típicas de carcinoma mioepitelial epitelial.

Sicurella, Gregorio, Stival e Brenna (2004)[33] - relataram um caso de paciente de 69 anos com carcinoma de células claras na base da língua, com origem na glândula salivar menor. A presença de células claras é comum em tumores de glândulas salivares, particularmente no carcinoma mucoepidermóide (CME), no adenocarcinoma de células acinares e no carcinoma sebáceo. Neste caso, a avaliação oral e faríngea revelou uma neoformação volumosa em forma de bola na base da língua. Microscopicamente, o tumor parecia ser composto por uma população monomórfica de células poligonais e redondas com citoplasma claro, organizadas numa forma de ninho bem definido. A coloração com ácido periódico de Schiff, com ou sem digestão e com diástases, não revelou qualquer quantidade apreciável de glicogénio. As colorações com azul de Alcian e mucicarmina não revelaram vestígios de mucina intra-citoplasmática. A análise imunohistoquímica revelou que as células neoplásicas eram intensamente positivas para citoqueratinas e negativas para a proteína S-100. A evolução lenta e a dimensão considerável que o tumor atingiu antes de ser diagnosticado foram de grande interesse, apesar de se desenvolver numa área respiratória ou digestiva como o trato oral e faríngeo. No presente caso, a tomografia axial computorizada e a ressonância magnética nuclear foram utilizadas para o diagnóstico de carcinoma de células claras da base da língua.

Ebert, Dubin, Hart, Chalian e Shockley (2005)[11] salientaram que as neoplasias odontogénicas compostas predominantemente por células claras são bastante invulgares e representam um desafio de diagnóstico. Elas representam um dilema diagnóstico e, como resultado, as estratégias de tratamento são diversas. O objetivo deste artigo foi apresentar dois novos casos de carcinoma odontogénico de células claras (CCOC), avaliar potenciais factores de risco de recorrência, tendo em conta o comportamento agressivo, evidência de metástases à distância e caraterísticas histologicamente distintas. A taxa global de doença recorrente foi de 55%. As taxas de recorrência local foram mais elevadas para a curetagem (80%) do que para a ressecção isolada (43%). Concluiu-se, portanto, que o CCOC é um tumor potencialmente agressivo com tendência para a recorrência, que foi originalmente considerado como um tumor benigno. As estratégias de tratamento devem ser direcionadas para uma ressecção cirúrgica ampla com confirmação de margens livres de tumor. A dissecção de gânglios linfáticos e a radioterapia adjuvante devem ser consideradas.

Volmar, Cummings, Wei Hua Wang, Creager e Tyler (2005)34 -elucidaram um caso de um homem de 59 anos com carcinoma de células renais que revelou 3 lesões distintas - a maior na pélvis, outra no pólo inferior do rim esquerdo e a terceira no lobo direito do fígado. O exame físico revelou um nódulo subcutâneo de 2 cm, emborrachado, móvel, na região axilar direita, que se presumiu ser uma neoplasia linfonodal. Foi efectuada aspiração com agulha fina do nódulo axilar direito e as células eram hipercelulares e predominavam as células isoladas e os grupos coesos. As células eram brandas, contendo núcleos ovais com membranas nucleares lisas e nucléolos distintos mas pequenos. Algumas das células tinham citoplasma moderado, que variava de claro a eosinofílico com grânulos finos. O exame histológico revelou células claras com citoplasma abundante e núcleos de baixo grau, virtualmente idênticos ao tumor renal. Imunohistoquimicamente, o nódulo axilar foi positivo para o antigénio carcinoembrionário (CEA), Pan CK, CK 7 e CK de elevado peso molecular. Assim, foi confirmado o diagnóstico de hidradenoma de células claras, um tumor benigno do apêndice cutâneo que imita o carcinoma de células renais do tipo convencional.

Shah, Gupta, Shet, Maheswari e Wuntkal (2005)[35] descreveram um caso de um homem de 72 anos com carcinoma hepatocelular de células claras. É predominantemente composto por células com citoplasma claro que não se coram com a coloração de hematoxilina e eosina. O carcinoma de células claras é dificilmente diferenciado de outros tumores de células claras sem o auxílio de coloração imuno-histoquímica. O exame histopatológico de um nódulo umbilical biopsiado demonstrou a existência de metástases de um carcinoma de células claras. O nível de alfa-fetoproteína (AFP) era muito elevado e o antigénio Hep Par-1 era positivo na coloração IHC e negativo para a pankeratina, CK7, CK20 e vimentina. Os resultados acima referidos excluíram carcinoma primário do pulmão e das células renais e o diagnóstico de variante de células claras de carcinoma hepatocelular foi confirmado.

Richard Green (2005)[36] - diagnosticou um caso de variante invulgar de carcinoma mioepitelial da conjuntiva em que a presença de células claras abundantes constituía um desafio diagnóstico. Um doente de 65 anos apresentou-se com uma história de 2 meses de um tumor conjuntival grande e multilobulado na superfície epibulbar lateral do olho esquerdo. O exame histopatológico do tecido conjuntival revelou um tumor grande e multilobular na substância própria que infiltrava focalmente o epitélio superficial. O epitélio era acantótico nas áreas de invasão tumoral e substituído por células tumorais claras. Na substância própria, os lóbulos tumorais eram compostos por uma mistura de células claras e áreas de diferenciação escamosa. As células claras apresentavam núcleos grandes, hipercromáticos e altamente pleomórficos. As células claras apresentavam grânulos positivos para ácido periódico de Schiff que eram sensíveis à diastase. Células claras raras, profundas na substância própria, mostraram positividade com mucicarmina e azul de Alcian. Este caso destaca os achados clínicos e histológicos de uma variante invulgar do carcinoma mucoepidermóide - a variante de células claras na conjuntiva.

Avninder, Rakheja e Bhatnagar (2006)[37] - elucidaram um caso de carcinoma odontogénico de células claras (CCOC) numa mulher de 45 anos que apresentava uma tumefação dolorosa no lado esquerdo do maxilar com metástases nos gânglios linfáticos. Foi efectuada uma biopsia incisional da lesão para avaliação patológica. O exame microscópico do tecido mostrou uma neoplasia composta por células epiteliais dispostas em ninhos irregulares separados por septos fibrovasculares. As células no centro dos ninhos eram maiores e poligonais, com citoplasma claro abundante e as adjacentes aos septos fibrovasculares eram cuboidais a colunares. O citoplasma abundante e claro das células era fortemente positivo para o ácido periódico de Schiff (PAS). Esta positividade do PAS era sensível à diastase, indicando glicogénio intracitoplasmático. As células eram imunorreactivas para pan-citoqueratina e S-100 e negativas para vimentina. Foi considerado o diagnóstico de carcinoma odontogénico de células claras e considerou-se que o CCOC, embora raro, deveria ser incluído no diagnóstico diferencial de tumores dos maxilares com um componente de células claras proeminente.

Shetty, Tupkari e Barpande (2006)38 - relataram um caso de TCEO numa mulher de 22 anos com um inchaço na gengiva anterior. Histopatologicamente, a variante de células claras do TCEO é caracterizada por células epiteliais poliédricas alternando com células epiteliais enormes com um citoplasma claro e espumoso; bordas celulares distintas; variação moderada no tamanho nuclear;

alguns núcleos vacuolados; e nenhum hipercromatismo extremo ou núcleos bizarros. Tanto em termos histoquímicos como de microscopia eletrónica, as células claras no TCEO continham glicogénio. No CCEOT, as áreas de células claras podem ser um componente focal menor ou podem constituir a maioria do tecido tumoral. No presente caso, as áreas de células claras constituíam a maior parte da massa tumoral.

Ponniah, Karunakaran e Kumar (2007)[39] - descreveram um caso de carcinoma de células claras numa mulher de 50 anos que apresentava uma massa indolor gradual com 3 meses de duração no lado esquerdo do palato. O exame intra-oral revelou uma massa submucosa. Microscopicamente, a massa apresentava células claras dispostas em trabéculas, cordões, ninhos ou placas sólidas sem evidência de diferenciação ductal. As células individuais eram redondas a poligonais, com membranas celulares distintas e um núcleo centralizado. As células claras estavam rodeadas por um estroma hialino proeminente. Algumas das células claras foram atenuadas pelo extenso estroma hialino. As colorações especiais, como a mucicarmina, o reagente ácido periódico de Schiff (PAS) ou a hematoxilina de ácido fosfotúngstico (PTAH), foram negativas para as células claras, pelo que se presumiu que poderiam resultar da perda de organelos, do armazenamento de substâncias ou de artefactos de fixação.

Assim, foi feito o diagnóstico de carcinoma de células claras da glândula salivar menor, que é frequentemente designado como carcinoma de células claras hialinizante devido ao estoma hialino caraterístico, mas esta não é uma caraterística constante, pelo que o termo carcinoma de células claras é preferido e os autores salientaram que um resultado negativo para a coloração PAS não exclui o diagnóstico de carcinoma de células claras.

Angiero e Stefani (2007)[40] - descreveram um caso raro de tumor hialinizante de células claras da glândula salivar numa mulher de 57 anos, que ainda é indicado como variante do carcinoma epitelial-mioepitelial de células claras na classificação da OMS. Atualmente, muitos investigadores consideram que deve ser uma entidade separada com as suas próprias caraterísticas histológicas. É relatado um caso raro de uma mulher de 57 anos com carcinoma de células claras do arco palatoglosso anterior. Foi efectuada uma biopsia citológica por agulha. À microscopia, o tumor apresentava células epiteliais e células claras (com citoplasma transparente), com uma subpopulação de células mais pequenas com citoplasma eosinofílico imerso num estroma mixoide. Em algumas áreas, eram visíveis agregados de células claras, intercalados com áreas hialinizadas. As células tumorais eram positivas para PAS mas negativas para mucicarmina. Imunohistoquimicamente, todas as células tumorais eram positivas para pancitoqueratina e EMA e negativas para MIB-1, proteína S-100, HMB45, actina do músculo liso (SMA), CD68 e CEA. Uma caraterística significativa que deve ser considerada é a hialinização. A hialinização é uma caraterística morfológica distintiva que permite distinguir o CHCC de outras neoplasias das glândulas salivares com um fenótipo de células claras.

Uzochukwua, Shriera e Lapointb (2007)[41] - relataram um caso raro de uma mulher de 47 anos com uma história de 5 meses de dificuldades de deglutição episódicas, dor de garganta e um único episódio de hemoptise. Na apresentação inicial, revelou uma lesão de massa firme na base direita da língua. O exame anatomopatológico revelou uma lesão ovoide com um exterior granular rosa-claro e uma superfície de corte homogénea, brilhante, branco-acinzentada e borrachosa. Microscopicamente, o tumor consistia em ninhos infiltrativos de células citologicamente indistintas dentro de um estroma hialinizado. Sob a mucosa, estavam presentes apenas células claras esparsas. Nos ninhos mais profundos, as células eram quase exclusivamente gordas com citoplasma opticamente claro. Imunohistoquimicamente, as células tumorais eram positivas para citoqueratina, mas negativas para vimentina, calponina, CD10, EMA e SMA. A coloração especial para mucina foi negativa. Foi feito o diagnóstico patológico final de CCC hialinizante de origem na glândula salivar menor, que é um dos tumores mais raros da glândula salivar menor, ocorrendo com pouca frequência na base da língua.

Lai, Nemolato, Lecca, Parodo, Medda e Faa (2008)[42] - relataram um caso de carcinoma hialinizante de células claras (CHCC) numa mulher de 52 anos que apresentava uma massa crescente na base da língua. A paciente foi submetida à ressecção completa do tumor. O quadro histológico era caracterizado por células epiteliais redondas a poligonais com um citoplasma claro rico em glicogénio, organizadas em trabéculas, cordões ou ninhos sólidos rodeados por um estroma hialinizante. A coloração PAS mostrou a presença de glicogénio no citoplasma das células claras. As células tumorais eram imunorreativas para as citoqueratinas 5, 6, 7, 8, 14, 17 e 18. Não foi observada reatividade para a citoqueratina 20, vimentina, proteína S-100, SMA, MSA e calponina.

Naief e Klein (2008)[4] - analisaram os tumores de células claras das glândulas salivares. Os tumores de glândulas salivares representam menos de 7% das neoplasias que envolvem a região da cabeça e pescoço e o carcinoma primário de células claras de origem salivar é extremamente raro. As células claras podem ser observadas em qualquer tipo de tumores benignos e malignos das glândulas salivares, como o carcinoma mioepitelial de células claras (CCMC), o oncocitoma, o CME, o carcinoma de células acínicas, o CMEE e o adenocarcinoma de células claras. A distinção entre o CCMC e outros tumores das glândulas salivares é importante porque este tende a comportar-se de forma mais agressiva, com 50% de recorrência. Na maioria dos casos, as células claras constituem apenas um componente menor do conteúdo celular destas neoplasias e o diagnóstico baseia-se na identificação das caraterísticas histomorfológicas clássicas e do padrão de crescimento caraterístico do tumor designado. A distinção entre tumores salivares primários e tumores metastáticos com caraterísticas de células claras tem importantes considerações terapêuticas, de diagnóstico e de tomada de decisões. Assim, a distinção entre os diferentes tumores deste grupo e esta diferenciação da doença metastática é essencial. Esta distinção pode ser facilitada por uma combinação de uma avaliação clínica exaustiva e de caraterísticas de coloração químicas e histoquímicas.

Yang, Zhang, Chen, Wang, Xie e Haikou (2008)[43] - analisaram um caso de carcinoma de células claras, não especificado de outra forma (CCC-NOS), que é uma neoplasia salivar maligna rara recentemente descrita, composta por uma população monomórfica de células com citoplasma opticamente claro e que não apresenta caraterísticas de outras neoplasias salivares que possam ter um componente de células claras. Esta entidade tem sido descrita por uma variedade de nomes, incluindo tumor rico em glicogénio, adenocarcinoma rico em glicogénio, carcinoma de células claras rico em glicogénio, carcinoma de células claras, adenocarcinoma monomórfico de células claras e carcinoma hialinizante de células claras. Neste artigo, foram selecionados quatro casos de CCC-NOS e avaliadas as caraterísticas histológicas. Microscopicamente, todos os casos eram compostos por uma população monomórfica de células poligonais a redondas com citoplasma claro abundante, dispostas em lençóis, ninhos e cordões. As células tinham membranas citoplasmáticas bem demarcadas com núcleos localizados central ou excentricamente. Imunohistoquimicamente, as citoqueratinas 7, 8 e 19 estavam difusa e fortemente expressas.

Agarwal, Sethi, Chopra e Sareen (2008)[44] - elucidaram um caso de mioepitelioma de células claras numa mulher de 40 anos com uma massa palatina com 6 meses de duração. No exame histopatológico, o tumor era uniformemente composto de grandes células poliédricas com citoplasma vítreo, claro e eosinofílico, dispostas em feixes entrelaçados estreitamente embalados com caraterísticas clássicas de mioepitelioma. Os núcleos eram redondos a ovais, colocados excentricamente e vesiculares com pequenos nucléolos. Imunohistoquimicamente, as células claras eram imunorreactivas para citoqueratina, S-100 e actina específica do músculo (MSA) e não reactivas para (EMA) e vimentina. Assim, com base neste facto, foi feito um diagnóstico final de mioepitelioma de células claras do palato duro.

Takahashi, Saito, Anno, Irishawa e Ohira (2008)[45] - relataram um caso de uma mulher de 36 anos com um tumor presente no fígado. Embora os exames imagiológicos sugerissem um carcinoma hepatocelular, os testes laboratoriais não revelaram qualquer anomalia na função hepática, os marcadores do vírus da hepatite eram negativos e os marcadores tumorais, incluindo a proteína induzida pela ausência ou antagonista da vitamina K II (PIVKA-II), a α-fetoproteína (AFP), o antigénio de hidratos de carbono 19-9 (CA19-9) e o CEA, estavam todos dentro dos valores normais. Após biópsia por aspiração do fígado, o diagnóstico foi de carcinoma hepatocelular moderadamente diferenciado. A histopatologia revelou que aproximadamente 60% do tumor apresentava um crescimento em forma de folha de células claras e atípicas. Outras áreas do tumor eram compostas por CHC moderadamente diferenciado com um padrão de crescimento trabecular. Consequentemente, foi diagnosticado como carcinoma hepatocelular de células claras.

Gasparini, Boniello, Moro, Federico, Castri e Pelo et al (2008)[46] relataram um caso de um homem de 68 anos com uma lesão osteolítica na hemimandíbula esquerda. A lesão tinha bordos claros e tinha erodido o córtex lingual. Histopatologicamente, a lesão foi classificada como um tumor de células claras de origem indefinida. Apresentava-se como uma massa mole branco-acinzentada com um diâmetro de 3,8 cm. O tumor era composto por uma proliferação monótona, em forma de folha, de células uniformes com um citoplasma claro e núcleos pequenos. Foi considerada a possibilidade de uma forma rara de meningioma intraósseo. No entanto, a imunocoloração não confirmou esta hipótese e concluiu-se que deveria ser considerada uma "neoplasia de células claras não classificada".

Mardi e Sharma (2008)[47] - elucidaram um caso invulgar de um homem de 44 anos que apresentava um inchaço recorrente na região pré-auricular esquerda. Ele tinha uma história de massa parotídea cerca de 20 anos antes, que foi excisada e relatada como adenoma pleomórfico. Desde então, o tumor tinha recidivado duas vezes no mesmo local e tinha sido novamente excisado com o diagnóstico de adenoma pleomórfico. O exame microscópico revelou lençóis, cordões e ninhos de células tumorais redondas a poligonais com citoplasma claro abundante, separados por estroma com áreas de hialinização. Estas células claras apresentavam núcleos vesiculares localizados centralmente, nucléolos inconspícuos e ligeiramente

membranas nucleares irregulares. Também estavam presentes algumas áreas residuais de adenoma pleomórfico. As células tumorais eram negativas nas colorações com PAS, mucicarmina e negro de Sudão. Imunohistoquimicamente, estas células eram positivas para a citoqueratina e negativas para a

SMA e a proteína S-100. Foi efectuado um diagnóstico definitivo de CHC que surgiu num adenoma pleomórfico recorrente (carcinoma e adenoma pleomórfico).

Rangel, Silva, Augusto Ito, Lopes e Almeida (2009)[16] relataram um caso de um homem de 65 anos de idade com uma tumefação indolor de quase 1,5 cm de dimensão localizada entre o incisivo lateral direito e o canino mandibular que vinha crescendo lentamente há cerca de 3 anos. A radiografia periapical mostrava uma lesão radiolúcida unilocular bem definida, com radiopacidades dispersas por toda a lesão, com reabsorção da crista óssea. As secções coradas com hematoxilina e eosina mostraram que as células epiteliais tinham um citoplasma claro, espumoso e vacuolado, com múltiplos fragmentos da mucosa representados por um tecido conjuntivo denso que foi substituído por fios irregulares, cordões e ninhos de células epiteliais. Foram identificadas as caraterísticas típicas do TCEO. O PAS mostrou numerosos glóbulos de material positivo, que foi removido por digestão prévia com diastase. As reacções imuno-histoquímicas mostraram positividade para a citoqueratina nas células neoplásicas epiteliais, enquanto o componente estromal era positivo para a vimentina. Com base nas caraterísticas acima referidas, foi estabelecido o diagnóstico de tumor odontogénico epitelial calcificante de células claras (TCCEOT).

Rodπguez, Gonzalez-Garcia, Mateo-Arias e Moreno-Garcia (2009)48 - relataram o caso de um paciente de 52 anos com patologia renal que apresentava um tumor gengival de crescimento rápido. Com o diagnóstico clínico provisório de um granuloma piogénico, o tumor foi excisado. A análise anatomopatológica subsequente revelou uma metástase tumoral compatível com carcinoma de células claras, e sua origem renal foi confirmada por meio de técnicas imunohistoquímicas.

Shetty e Shaila M (2009)[49] - destacaram um caso de variante de células claras de CEOT num homem de 35 anos com um inchaço no lado direito da face, que aumentou gradualmente ao longo de um período de 6 meses. O exame ao microscópio ótico mostrou uma cápsula de tecido conjuntivo e um revestimento epitelial com massa tumoral. Várias grandes áreas de células claras arredondadas pareciam surgir a partir das células tumorais, que estavam dispostas sob a forma de lençóis e ilhas de células epiteliais poliédricas em proliferação, juntamente com caraterísticas típicas do TCEO. Assim, com base nas caraterísticas acima referidas, foi feito o diagnóstico de variante de células claras do tumor odontogénico epitelial calcificante (TCEC) e também se discutiu que a verdadeira natureza das células claras no TCEC pode resultar de artefactos de fixação ou pode refletir um estado funcional particular das células tumorais. Foi encontrada uma taxa de recorrência de 22% para o CCEOT, em comparação com uma taxa de recorrência global de 14% para o CEOT.

Dardick e Leong (2009)[50] reviram os actuais esquemas de classificação dos tumores das glândulas salivares, nos quais o carcinoma de células claras - incluindo tanto a variedade hialinizada como a não hialinizada - são agora subtipos aceites. Persistem dois aspectos incertos do carcinoma de células claras; um é a histomorfogénese desta neoplasia, ou seja, a sua diferenciação celular básica e a sua relação com outros tumores de células claras, e o outro é a recente designação do carcinoma de células claras como "não especificado de outra forma". Assim, com base nestes aspectos, podem ser tiradas duas conclusões: uma é que o carcinoma de células claras pode ser considerado uma neoplasia separada e bem caracterizada com diferenciação escamosa e a outra é que pode ter uma relação histomorfogenética mais estreita com o CME. O perfil imuno-histoquímico apoia a natureza escamosa do carcinoma de células claras e sublinha a ausência de diferenciação mioepitelial.

Habibi, Saghravanian, Zare e Jafarzadeh (2009)51 destacaram um caso raro de TCEO extra-ósseo com células claras que mostrou um aumento progressivo na área gengival maxilar esquerda durante um período de 11 anos. Histologicamente, as células epiteliais exibiam um citoplasma claro e vacuolado e focos de material eosinofílico e homogéneo representando uma deposição amiloide. O tumor apresentava uma proliferação de placas e cordões de células epiteliais com citoplasma granular e eosinofílico e núcleos redondos a ovais, juntamente com caraterísticas típicas de um tumor odontogénico epitelial calcificante.

Rodriguez, Esquivel e Gonzaalez (2009)52 - descreveram um caso invulgar de sarcoma de células claras (SCC) que mimetizava um melanoma maligno cutâneo primário (MM) num homem de 53 anos que apresentava uma lesão dolorosa no braço direito. Histologicamente, o tumor era composto predominantemente por células ovais a poligonais com citoplasma claro e núcleos hipercromáticos, irregulares e alargados com nucléolos. As células tumorais estavam dispostas em placas ou pequenos ninhos. Foi possível observar atividade juncional no tumor, com ninhos de células melanocíticas em proliferação que apresentavam atipia citológica na camada basal. A amostra cutânea demonstrou um envolvimento epidérmico semelhante ao do melanoma maligno. As células neoplásicas apresentavam positividade para HMB-45 e proteína S-100. A imunohistoquímica também mostrou positividade intraepidérmica. As colorações para CEA e citoqueratina foram negativas. A translocação caraterística t(12;22)(q13;12) tem sido considerada patognomónica para a CCS. Esta translocação não foi observada nem no MM cutâneo ou unveal nem no tumor maligno da bainha dos nervos periféricos. Esta translocação genética demonstra que o CCS se assemelha ao MM mas tem uma patogénese diferente.

Mtiller, Tilgen e Pfohler (2009)53 **relataram** nove casos de variantes de células claras de siringomas que representavam variantes histológicas raras de siringomas com um citoplasma brilhante e claro das células epiteliais ductais devido ao aumento do conteúdo de glicogénio intracelular. Os siringomas de células claras são clinicamente indistinguíveis dos siringomas normais e pensa-se que sejam um marcador cutâneo de diabetes mellitus. Nenhum dos casos aqui apresentados era do tipo milium ou siringomas de células claras. Em alguns casos, o diagnóstico diferencial entre os chamados siringomas do tipo placa e o carcinoma anexial microcístico (MAC) da pele pode ser muito difícil, especialmente em sondagens cutâneas superficiais. Os lúmens ductais estavam preenchidos com material amorfo, PAS positivo. Por rotina, foi efectuada a coloração com hematoxilina-eosina; as colorações especiais incluíram a reação PAS e a coloração elastica-van-Giesson, bem como colorações imunohistoquímicas com marcadores de citoqueratina (MNF116 e AE1/AE3) cordões epiteliais revestidos por uma ou duas camadas de células epiteliais poligonais com caudas semelhantes a vírgulas.

Eun cho, Ju son , Ehm kim e Youk (2010)54 - descreveram um caso raro de hidradenoma de células claras da axila numa mulher de 56 anos que apresentava uma massa solitária palpável na axila esquerda. A doente tinha antecedentes pessoais de cancro do ovário. Foi efectuada uma biopsia excisional. A amostra da biopsia media 3 × 2,5 × 1,5 cm. Em termos gerais, a massa era bem encapsulada, de cor bronzeada a rosa e cística. Uma secção da massa mostrou áreas sólidas com cavidades císticas contendo líquido seroso e material gelatinoso branco a castanho. As secções de Hematoxilina e Eosina revelaram que os lóbulos do tumor eram compostos predominantemente por células claras com diferenciação ductal e citoplasma eosinofílico. Estes achados eram compatíveis com um hidradenoma de células claras.

Cohen R (2011)55 - analisou que o carcinoma de células renais de células claras (CCRCC) é um tumor cortical renal tipicamente caracterizado por células epiteliais malignas com citoplasma claro e um padrão de crescimento compacto-alveolar (aninhado) ou acinar intercalado com uma intrincada vasculatura arborizante. Os tumores em que predominam as células eosinofílicas eram anteriormente classificados como carcinoma de "células granulares", mas estão atualmente incluídos entre os CCRCC na classificação de tumores renais da Organização Mundial de Saúde de 2004, com base na presença de vasculatura e alterações genéticas típicas do CCRCC. O carcinoma de células renais de células claras (CCRCC) tem maior probabilidade de ser sintomático na apresentação, em comparação com outras variantes histológicas do CCR. Tipicamente, o carcinoma de células renais de células claras (CCRCC) é caracterizado por células epiteliais com citoplasma transparente e uma membrana celular bem definida, intercaladas num estroma altamente vascularizado. A transparência do citoplasma resulta da acumulação de gotículas de glicogénio, fosfolípidos e lípidos neutros - em particular, ésteres de colesterol. O glicogénio pode ser demonstrado pela coloração de ácido periódico de Schiff (PAS), enquanto os lípidos neutros podem ser identificados utilizando a coloração de vermelho de óleo O em tecido não fixado, mas são dissolvidos pelo processamento histológico. Aspeto histológico típico do carcinoma de células renais de células claras na coloração de hematoxilina e eosina, mostrando ninhos de células epiteliais com citoplasma claro e uma membrana celular distinta, separados por uma delicada rede ramificada de tecido vascular. O CCRCC pode desenvolver-se em vários padrões arquitectónicos, sendo os tipos mais comuns o compacto-alveolar (aninhado), o tubular (acinar) e o microcístico. A imunohistoquímica no CCRCC típico tende a exprimir as citoqueratinas de baixo peso molecular (CK) e a imunohistoquímica no CCRCC atípico tende a exprimir a caderina E, CD117/KIT ou parvalbumina, com o anticorpo anti-CD31 a realçar a extensa vasculatura do carcinoma de células renais de células claras.

Mahapatra S (2011)[56] - diagnosticou um caso raro de carcinoma epitelial-mioepitelial (EMC) da glândula salivar numa mulher de 65 anos que apresentava um inchaço atrás da orelha direita. Foi inicialmente descrito como um adenoma rico em glicogénio ou de células claras devido ao componente de células claras. A citologia aspirativa por agulha fina (CAAF) da tumefação sugeria um adenoma pleomórfico. Grosso modo, o tumor estava bem circunscrito. Histologicamente, o tumor era composto por ductos com revestimento de células duplas rodeados por uma membrana basal num estroma esclerótico. As células externas eram mioepiteliais, com citoplasma claro e as células internas eram epiteliais. Em alguns locais, os túbulos estavam rodeados por mantos mais espessos de células claras. A coloração PAS foi positiva para mucina. A imunohistoquímica foi efectuada para realçar a natureza bifásica do tumor e o citoplasma das células mioepiteliais, que era positivo para a actina. Assim, com base nos achados acima referidos, foi feito o diagnóstico final de EMEC da parótida.

Baghirath, Kumar e Vinay (2011)[57] - elucidaram um caso de uma mulher de 36 anos com uma tumefação indolor na região superior direita do dente posterior. O exame microscópico revelou epitélio escamoso estratificado. O tecido conjuntivo subjacente apresentava ilhas de células epiteliais e células claras com núcleos redondos a ovais dispostos em cordões ou ninhos. Os tumores com diferenciação de células claras são considerados potencialmente malignos. A coloração com PAS e mucicarmina corou negativamente as células claras, excluindo o diagnóstico de MEC. Os testes IHC das células tumorais revelaram positivamente a pancitoqueratina e a P63, enquanto a vimentina, a S100 e a SMA foram negativas. Assim, concluiu-se que o tumor era de origem escamosa e o diagnóstico de carcinoma hialinizante de células claras da glândula salivar menor foi confirmado.

Radhika, Thambiah, Paremala e Sudhakara (2011)[58] - relataram um caso de uma mulher de 22 anos com um inchaço no maxilar inferior direito desde há 3 meses. A secção corada com hematoxilina e eosina mostrou um revestimento cístico feito de epitélio odontogénico com extensão intraluminal. Um grande número de folículos do crescimento intraluminal continha células claras de tamanho pequeno a grande, com citoplasma claro e um único núcleo picnótico. A maioria das células claras foi observada na área de células semelhantes a retículos estrelados e estavam misturadas com células epiteliais odontogénicas que formavam queratina. Estas caraterísticas foram apresentadas juntamente com a caraterística clássica de Vicker e Gorlin do ameloblastoma unicístico. A coloração especial dos tecidos com PAS mostrou positividade nas células epiteliais que estão presentes juntamente com as células claras e apareceram de cor rosa, enquanto as próprias células claras não absorveram a coloração e, portanto, apareceram negativas. Assim, com base nas caraterísticas acima, foi feito um diagnóstico de variante de células claras de ameloblastoma unicístico.

Bugatti e Filosa (2011)[59] - relataram um caso peculiar de acantoma de células claras (ACC) pigmentado em um homem de 65 anos, localizado na coxa direita, mimetizando uma lesão melanocítica, onde a pigmentação estava correlacionada com extravasamento de hemácias e deposição de hemossiderina. Histologicamente, a lesão mostrava um tumor epitelial nitidamente demarcado, composto por epitélio escamoso pálido acentuadamente acantótico, com aspeto psoriasiforme, com adelgaçamento suprapapilar, dilatação e tortuosidade dos capilares papilares e crostas repletas de neutrófilos. As caraterísticas dermatoscópicas observadas podem ser altamente enganadoras no diagnóstico diferencial com outras lesões cutâneas pigmentadas.

Varma, Shameena, Nair e Varghese (2012)14 relataram um caso de um paciente do sexo masculino de 50 anos de idade com um inchaço indolor de crescimento lento no lado esquerdo da mandíbula na região do ângulo do ramo. As secções coradas com H e E da amostra de biópsia mostraram espaços quísticos preenchidos com material eosinofílico, rodeados por células epidermoides e folhas de grandes células poligonais com núcleos centralmente colocados, citoplasma claro e bordos citoplasmáticos bem definidos. As secções foram coradas com mucicarmina e reagente de ácido periódico de Schiff (PAS) para avaliar a natureza das células claras. O material eosinofílico nos espaços semelhantes a quistos era PAS e mucicarmina positivo. As células secretoras de muco foram visualizadas através da coloração com mucicarmina. As células claras mantiveram a positividade para PAS após a digestão com diastase, com uma positividade focal para mucicarmina. O diagnóstico da variante de células claras da MEC intra-óssea foi confirmado nesta base. Os autores sugeriram que a presença predominante de células claras em lesões de outra forma definíveis, como a MEC, pode levar a uma interpretação histológica incorrecta. Salientaram também que os remanescentes odontogénicos poderiam ser atribuídos como a origem em tais casos de MEC intra-óssea

MEC.

Hocar, Cesne, Berissi, Terrier, Vanel e Pechoux et al (2012)[15] - destacaram os dados clinicopatológicos de 52 doentes com sarcoma de células claras (SCC), que é um tumor maligno raro, com ênfase nos factores de prognóstico e nos resultados do tratamento. Os critérios histológicos para o diagnóstico de SCC são a associação íntima de células com citoplasma claro abundante, pequenos agregados sólidos de células redondas a fusiformes, pálidas, no tecido conjuntivo denso de tendões e aponeuroses, o estroma reticular fino que envolve as células e células gigantes multinucleadas dispersas. As figuras mitóticas são geralmente pouco frequentes. A confirmação do diagnóstico é obtida por imuno-histoquímica com uma positividade difusa ou focal para a proteína S-100 e para o antigénio associado aos melanócitos HMB-45, positividade para a enolase específica dos neurónios (NSE). Trinta e um casos foram examinados quanto à presença de transcrições EWS/ATF1 por PCR em tempo real em tecidos incluídos em parafina e amostras congeladas. Foram identificados potenciais factores de prognóstico através de uma análise univariada utilizando o teste log-rank. Os factores de prognóstico independentes foram avaliados com a regressão de riscos proporcionais de Cox, utilizando um procedimento de seleção por etapas. O artigo salienta ainda que o CCS mostra uma predileção pelos tecidos moles profundos das extremidades inferiores, junto ao tendão, fáscia ou aponeuroses e, devido ao seu parentesco clínico e histológico com o melanoma maligno, é também designado por melanoma maligno das partes moles. No entanto, apesar destas semelhanças, o CCS e o melanoma devem ser considerados duas entidades distintas. Ao contrário dos melanomas, a maioria dos tumores CCS é caracterizada por uma translocação cromossómica recorrente. Foi registada uma elevada incidência de mutações activadoras no gene BRAF em linhas celulares de melanoma.

Mokhtari e Mirafsharieh (2012)[18] - analisaram 9 casos de condrossarcoma de células claras da cabeça e do pescoço. Os casos de cabeça e pescoço representam menos de 5% dos condrossarcomas de células claras em todo o corpo. A laringe é o local mais comum na cabeça e pescoço. Os achados histológicos revelaram que os tumores eram constituídos por células grandes, uniformes a densamente compactadas, com um citoplasma claro abundante, redondo a poligonal, com núcleo central redondo hipercromático. Frequentemente, um grupo de células claras apresentava um citoplasma granular acidófilo fraco a intenso, semelhante a condroblastos. Quase todos os tumores apresentavam caraterísticas convencionais de condrossarcoma. A coloração com PAS demonstrou a presença de glicogénio intracelular. Os diagnósticos diferenciais histológicos incluem condroblastoma, condroma, osteoblastoma, osteossarcoma e carcinoma de células renais metastático. Devido à extrema raridade na cabeça e pescoço, o diagnóstico de condrossarcoma de células claras nesta área deve ser confirmado por estudos histoquímicos e imunohistoquímicos.

Capítulo 3

Discussão

LESÕES DE CÉLULAS CLARAS

Os tumores de células claras da mucosa oral, dos maxilares e das glândulas salivares constituem um grupo heterogéneo de lesões que podem ter origem nas glândulas salivares, odontogénica ou metastática.[3] Na maioria das vezes, as células claras representam um elemento menor e resultam frequentemente de artefactos de fixação, mas, em alguns casos, podem ser o reflexo de estados funcionais peculiares das células tumorais, tal como referido especialmente nos tumores das glândulas salivares. A escassez de organelos nas células claras dos ductos salivares, o armazenamento de glicogénio nas células mioepiteliais, a acumulação de mucinas nas células mucosas, os lípidos nas células sebáceas, os tonofilamentos nas células claras epidermóides e os grânulos de zimogénio imaturos nas células claras acinares também podem explicar este aspeto. A alteração focal das células claras num tumor pode tornar-se mais extensa com a progressão do tumor ou pode aparecer secundariamente, reflectindo a evolução clonal nesse tumor. Estes factores podem, coletivamente, tornar o diagnóstico dos tumores de células claras difícil e desafiante. As células claras das glândulas salivares e de origem odontogénica podem constituir pelo menos 90% de todos os tumores de células claras da região maxilofacial.[32]

Os tumores das glândulas salivares intra-ósseas podem ser derivados de tecido salivar ectópico, podem surgir da transformação neoplásica das células mucosas encontradas no revestimento de quistos dentígeros, de remanescentes embrionários de glândulas submandibulares encontradas na mandíbula, de aprisionamento ósseo de células mucosas da almofada retromolar durante a embriogénese ou, teoricamente, também podem surgir de tecido salivar presente no defeito cortical lingual da mandíbula.[32] O tumor de glândula salivar intraósseo mais comum registado é o carcinoma mucoepidermóide, seguido do carcinoma adenoide cístico. Embora o carcinoma central primário de células claras de origem salivar seja extremamente raro, deve ser incluído no diagnóstico diferencial dos tumores centrais de células claras e das afecções ósseas semelhantes a tumores. As células claras podem ser observadas em qualquer tipo de tumores benignos e malignos das glândulas salivares, incluindo tumores mistos benignos, mioepitelioma/carcinoma mioepitelial, oncocitoma/carcinoma oncocítico, carcinoma mucoepidermóide, carcinoma de células acínicas, adenocarcinoma polimorfo de baixo grau e carcinoma adenoide cístico. Entre 15-35% de todos os carcinomas da glândula parótida

dos tumores são malignos e 21 a 42% destes representam doença metastática. A maioria dos tumores metastáticos da parótida são de origem cutânea, principalmente carcinomas de células escamosas e melanomas.[4]

EPITÉLIO

I PRIMÁRIA

A) Glandular

> Tumores predominantemente de células claras

1. Carcinoma mioepitelial de células claras (CCMC)

Introdução

Os mioepiteliomas são tumores que surgem a partir de células mioepiteliais sem diferenciação ductal que apresentam caraterísticas epiteliais e de células musculares lisas. Os tumores mioepiteliais benignos foram observados sobretudo nas extremidades e na região da cabeça e do pescoço, enquanto os tumores malignos ocorrem sobretudo na glândula salivar, na parótida e nos tecidos mamários. As células mioepiteliais modificadas constituem um componente significativo de numerosas neoplasias das glândulas salivares. Alguns tumores podem ser compostos virtualmente exclusivamente por células mioepiteliais e designados por mioepiteliomas.[3]

Caraterísticas clínicas

O tumor apresenta geralmente um curso clínico benigno; a apresentação comum é uma tumefação ou massa não dolorosa. As massas variavam de 1,5 a 4 cm na sua maior dimensão. Os locais mais comuns de aparecimento do carcinoma mioepitelial são a glândula parótida, bem como a nasofaringe, os seios paranasais e a cavidade nasal da região do pescoço.

Caraterísticas histopatológicas

Tanto o mioepitelioma benigno como a sua contraparte maligna, o carcinoma mioepitelial, são constituídos exclusivamente por placas e ilhas de células mioepiteliais que podem estar dispostas em vários padrões, incluindo padrões plasmocitóides, epitelióides e de células claras. Nestes tumores, pode observar-se um estroma celular, mucoide ou hialinizado acentuado. O CCMC compreende cerca de 16% de todos os carcinomas mioepiteliais. A sua distinção de outros tumores das glândulas salivares com componentes de células claras é importante, uma vez que o CCMC tende a comportar-se de forma mais agressiva, com uma taxa de recorrência de 50% e uma taxa de metastização de 40%.

Imunohistoquímica

Este tumor reage carateristicamente de forma positiva com a coloração imuno-histoquímica anti-proteína S-100, vimentina, citoqueratina de elevado peso molecular, actina específica do músculo (MSA) e actina alfa do músculo liso (SMA). Pensa-se que a calponina é superior à MSA e à SMA na delineação das células mioepiteliais. A documentação de uma coloração fortemente positiva com marcadores mioepiteliais é importante para diferenciar a variante de células claras do mioepitelioma e do carcinoma mioepitelial de outros tumores primários com caraterísticas de células claras, incluindo oncocitoma de células claras, carcinoma mucoepidermóide, carcinoma de células acínicas e carcinoma de células claras.[60]

Tratamento

A excisão completa é o método de tratamento preferido para o mioepitelioma. Para o carcinoma mioepitelial, a excisão completa com margem livre de tumor continua a ser a primeira escolha de tratamento, apesar das possibilidades de recorrência local e de metástases à distância. A radioterapia local e a quimioterapia também são necessárias para o carcinoma mioepitelial. A recorrência é rara nos tumores mioepiteliais benignos, enquanto o prognóstico global do carcinoma mioepitelial é mau.

2. Carcinoma epitelial - mioepitelial

Introdução

A existência do carcinoma epitelial-mioepitelial (EMEC) como entidade distinta foi estabelecida por Donath et al em 1972 e foi incluída na classificação dos tumores das glândulas salivares da Organização Mundial de Saúde em 1991.[10] Estão descritos vários termos diferentes para o mesmo tumor, ou seja, adenomioepitelioma, adenoma de células claras, adenoma rico em glicogénio, carcinoma de células claras, a maioria dos quais sublinha a presença de um componente de células claras predominante.[3]

Caraterísticas clínicas

O EMEC é um tumor raro, representando menos de 1% de todos os tumores das glândulas salivares, e supostamente tem origem nos ductos intercalares. A glândula parótida é a mais frequentemente afetada, embora este tumor possa também surgir em glândulas salivares menores. Os doentes com EMEC (homens e mulheres em igual percentagem) encontram-se normalmente na quinta a sexta década de vida e podem ser assintomáticos ou queixar-se de inchaço das glândulas salivares de longa data. As caraterísticas clínicas comuns são o crescimento súbito e rápido do tumor, a ulceração superficial, a destruição óssea e a infiltração nervosa.

Caraterísticas histopatológicas

Macroscopicamente, o tumor é bem circunscrito e tem um aspeto multilobular. Histologicamente, o EMEC é normalmente composto por um conjunto de estruturas semelhantes a ductos, mas também apresenta áreas tubulares, cibriformes, sólidas e de células fusiformes. A caraterística mais marcante deste tumor é o seu aspeto bifásico; as estruturas semelhantes a ductos são revestidas por células epiteliais cuboidais e eosinofílicas que confinam com a lâmina; estas são rodeadas por células claras arredondadas ou fusiformes que cobrem uma lâmina basal proeminente.

A histogénese dos CEM é incerta e parece surgir em dois cenários clínicos diferentes: de novo ou num adenoma pleomórfico recorrente, sugerindo que existe uma diferenciação bidirecional a partir de uma célula estaminal para formar células mioepiteliais e células epiteliais ductais intercaladas. As EMECs de novo surgem em glândulas salivares normais e tendem a ser mais agressivas. As recorrências podem não se desenvolver ou podem ocorrer como um único evento num curto intervalo de tempo e, geralmente, as metástases desenvolvem-se nos pulmões. Uma população celular dupla, representando células epiteliais e mioepiteliais do ducto com substância estromal, é uma caraterística tanto do CEM como do AP. A maioria dos CEM apresenta um padrão de crescimento nodular ou multinodular caraterístico e uma histologia tubular bifásica clássica de células ductais internas com epitélio cuboidal e camadas externas de células mioepiteliais claras que são envolvidas pela membrana basal. As células ductais internas são células pleomórficas ligeiras a moderadas. As figuras mitóticas não são comuns. A camada celular externa é o componente mioepitelial de células claras das EMECs. As áreas claras são positivas para o glicogénio e coram-se com ácido periódico de Schiff (PAS) e são sensíveis à diastase.[56]

De acordo com Carillo et al. e Arora et al., o aspeto citológico do EMEC na PAAF é a combinação de dois tipos celulares (células basalóides e células claras) rodeadas por material hialino acelular, o que é suficientemente caraterístico para permitir o seu diagnóstico.

Manchas especiais

Podem ser utilizadas várias colorações especiais, imunohistoquímica e microscopia eletrónica para confirmar o diagnóstico. Nas colorações especiais, as células epiteliais externas são PAS positivas e susceptíveis à digestão com diastase; a membrana basal hialina é positiva com PAS e prata metanamina PA, enquanto o material na lâmina ductal é positivo para mucicarmina e azul de alciano.[17] Imunohistoquimicamente, o componente epitelial é seletivamente bem destacado pela pancitoqueratina (CK) e pelo antigénio da membrana epitelial (EMA). O componente mioepitelial é demonstrado pela S100, actina do músculo liso (SMA), p63 e vimentina 13, 14, 15. Os marcadores mais recentes, como a calponina (CALP), o caldesmon (CALD) e a cadeia pesada da miosina do músculo liso, podem ser ferramentas úteis para identificar as células mioepiteliais quando a diferenciação das células mioepiteliais não é facilmente identificada em secções coradas de rotina. A microscopia eletrónica confirma a dupla população de células. As células ductais adjacentes ao lúmen contêm feixes de tonofilamentos intracitoplasmáticos, desmossomas bem formados e microvilosidades atípicas ao longo da borda luminal. Também são observados números variáveis de mitocôndrias, aparelho de Golgi e retículo endoplasmático rugoso. As células mioepiteliais exteriores, que se encontram no interior da lâmina externa, contêm glicogénio abundante e um conjunto periférico de filamentos finos com áreas de densidade eletrónica atípicas para células com diferenciação muscular lisa. A lâmina basal na interface epitelial do estroma apresenta um padrão de replicação elaborado.[17]

Diagnóstico diferencial

O diagnóstico diferencial patológico inclui o carcinoma mioepitelial, o carcinoma de células claras e o adenoma pleomórfico. Nos tumores com predomínio de células fusiformes, o carcinoma mioepitelial pode ser sugerido. O carcinoma mioepitelial não é bem circunscrito. A presença de poucos elementos ductais exclui o carcinoma mioepitelial. O carcinoma de células claras também é mal circunscrito e as células são normalmente mais epitelióides do que as do EMC e estão inseridas num estroma hialinizado. As células das células claras não apresentam diferenciação mioepitelial S 100 positiva. Num tumor bem circunscrito, as estruturas tubulares envolvidas por mantos mioepiteliais submersos num estroma condromixoide sugerem adenoma pleomórfico. O manto mioepitelial funde-se num mar de estroma que apresenta coloração positiva para o azul de alcian

Tratamento

O tratamento habitual é a ressecção cirúrgica ampla, incluindo os gânglios linfáticos adjacentes. A radioterapia pode ser utilizada para tumores em que a ressecção implique um défice estético ou funcional significativo. Os doentes com CEM que apresentam pleomorfismo celular acentuado, necrose tumoral, invasão angiolinfática e invasão perineural têm um mau prognóstico. O CEM é uma neoplasia maligna rara de baixo grau com um aspeto citológico e histológico distinto. Tem um baixo potencial de metástases linfonodais ou à distância, mas uma tendência relativamente elevada para recorrências locais. O comportamento biológico também varia, dependendo do local de envolvimento. No entanto, o diagnóstico precoce é útil para o tratamento adequado do doente.[56]

3. Carcinoma de células claras hialinizante

Introdução

O carcinoma de células claras das glândulas salivares foi descrito em 1980 por Batsakis. As neoplasias das glândulas salivares compostas predominantemente por células claras incluem lesões como a MEC, o carcinoma de células acínicas, o mioepitelioma e o oncocitoma, mas podem ser reconhecidas pelas suas caraterísticas histológicas específicas. Chen classificou os carcinomas de células claras de acordo com a sua morfologia em dois subgrupos: a) uma variante bifásica composta por células eosinofílicas e células claras com uma disposição de dupla camada. b) uma variante monofásica composta apenas por células claras. Recentemente, Milchgrub et al designaram este último subgrupo como carcinoma hialinizante de células claras.[9]

O carcinoma hialinizante de células claras (HCCC) é um tumor raro da cavidade oral e, embora na classificação da OMS dos tumores das glândulas salivares ainda seja indicado como sendo uma variante do carcinoma epitelial-mioepitelial de células claras, muitos investigadores consideram atualmente que deve ser uma entidade separada com as suas próprias caraterísticas histológicas.[40]

Caraterísticas clínicas

O CHCC afecta predominantemente mulheres adultas na sexta e sétima décadas de vida e representa menos de um por cento de todos os tumores das glândulas salivares. Os locais intra-orais mais comuns incluem o palato (fig. 1a), seguido dos lábios e da mucosa bucal.[57]

Caraterísticas histopatológicas

Uma caraterística importante que deve ser considerada é a hialinização, que faz parte do espetro histopatológico do carcinoma de células claras, e o estroma hialinizante pode variar de abundante a escasso e pode mesmo estar totalmente ausente. A hialinização é uma caraterística morfológica distintiva que permite distinguir o CHCC de outras neoplasias das glândulas salivares com um fenótipo de células claras.[61] Microscopicamente, a forma hialinizada mostra células claras dispostas em trabéculas espessas anastomosadas, cordões, ninhos ou lençóis sólidos rodeados por bandas hialinizadas com focos de estroma mixohialino. Também se observam células com citoplasma eosinofílico e granular (fig.1b, c). Apresentam um pleomorfismo nuclear mínimo e um índice mitótico muito baixo com bordos infiltrativos.[41]

Manchas especiais

Imunohistoquimicamente, as células tumorais expressam citoqueratinas e antigénio da membrana epitelial (EMA). A coloração especial e as colorações imunohistoquímicas são essenciais para o diagnóstico definitivo.[42] As células claras eram ricas em glicogénio e apresentavam positividade para a reação PAS e coloração amiloide vermelha do Congo negativa. Os antigénios mioepiteliais (SMA, MSA e proteína S-100) não são expressos no CHCC. A coloração de mucina, que é positiva no carcinoma mucoepidermóide, é negativa no CHCC. Estes achados são úteis para excluir quaisquer outras neoplasias possíveis que se apresentem com morfologia de células claras. Ultra-estruturalmente, as células tumorais contêm glicogénio abundante, desmossomas, tonofilamentos periféricos e aparentes microvilosidades interdigitantes com miofilamentos de actina e corpos densos, fornecendo evidência de diferenciação epitelial sem diferenciação mioepitelial.[9]

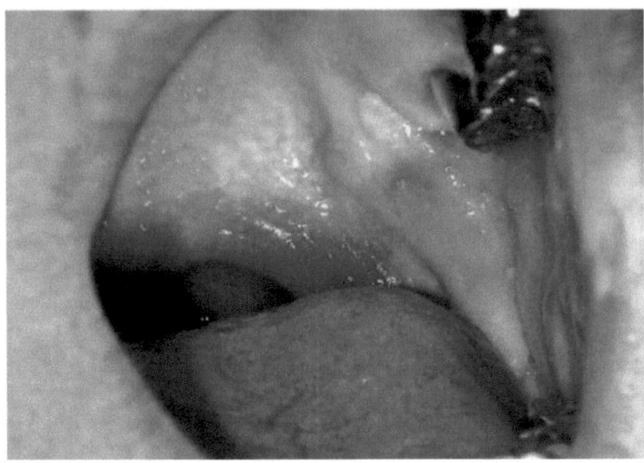

Figura 1a: A fotografia clínica mostra uma massa de 2x1 cm no arco palatoglosso esquerdo; a superfície mucosa sobrejacente é de cor normal. (Cortesia: Bhagirath, Vinay)

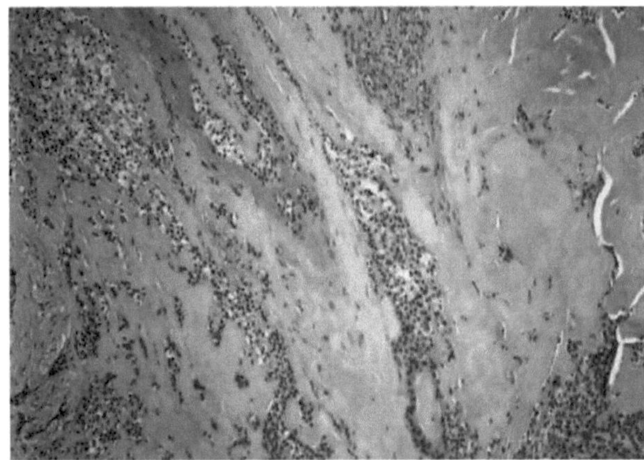

Figura 1b: Células claras e algumas células eosinofílicas dispostas em trabéculas espessas anastomosadas

com um estroma hialinizante e mixoide (coloração com hematoxilina e eosina; ampliação original x150). (Cortesia: Bhagirath, Vinay)

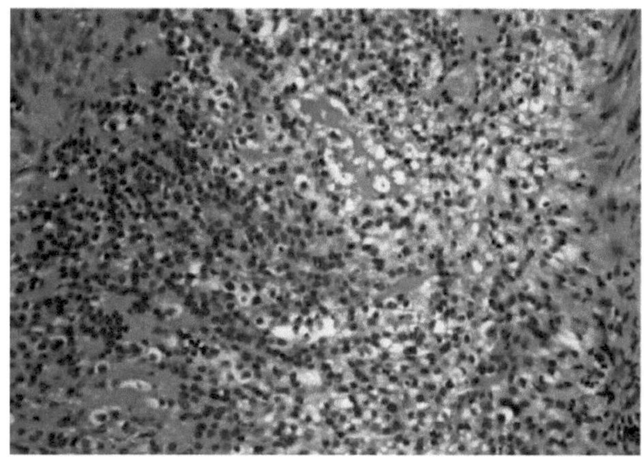

Figura 1c: O tumor inclui duas populações de células: uma população de células predominantemente claras (com citoplasma transparente) e outra população de células mais pequenas com citoplasma eosinofílico (coloração com hematoxilina e eosina; ampliação original x200). (Cortesia: Bhagirath, Vinay)

Diagnóstico diferencial

O diagnóstico diferencial da massa tumoral sobre o palato deve incluir o adenoma pleomórfico da glândula salivar menor, bem como o carcinoma de células renais metastático. Atualmente, o CHCC é considerado uma neoplasia maligna de baixo grau, tendo sido descritos poucos protocolos de tratamento. Sendo um tumor de baixo grau de malignidade, a ressecção cirúrgica ampla é o tratamento de eleição, com ou sem radioterapia pré ou pós-operatória. É necessário um acompanhamento regular, uma vez que se sabe que podem ocorrer recidivas mesmo vários anos após o tratamento primário.[62]

> Variantes de células claras dos tumores das glândulas salivares

1. Variante de células claras do carcinoma mucoepidermóide (CME) Introdução

O carcinoma mucoepidermóide é a neoplasia maligna mais comum das glândulas salivares, com mais de metade dos casos a envolver a glândula salivar major e o restante a envolver as glândulas salivares minor do palato, mucosa bucal, trígono retromolar e lábios (fig. 2a,b). Tem uma predileção pelo sexo feminino. O CME é caracterizado por três tipos celulares distintos: células epidermóides, mucosas e intermédias misturadas em várias proporções com padrões variáveis. As células claras constituem aproximadamente 10% da população tumoral, mas podem ocasionalmente formar uma grande população de células tumorais.[4]

Caraterísticas histopatológicas

Para além das caraterísticas típicas do CME, tais como espaços quísticos revestidos por células mucosas e células epidermóides, existe também a presença de células claras. As células claras podem ser um componente predominante ou um achado raro nos tumores das glândulas salivares. As células claras apresentam-se como células grandes e poligonais com contornos distintos e um citoplasma hidrópico, aquoso e claro. Os núcleos são pequenos, vesiculares ou picnóticos, e estão localizados centralmente (Fig.2c).[14] A origem destas células claras na MEC tem sido debatida.[36] A presença de citoplasma claro pode dever-se a três factores básicos. Em primeiro lugar, devido à acumulação intracelular de componentes que não se coram, como o glicogénio, os lípidos ou a mucina. Em segundo lugar, devido a uma verdadeira escassez de organelos citoplasmáticos e, em terceiro lugar, devido a um artefacto de fixação.[14]

A classificação do CME depende do número de figuras mitóticas, do pleomorfismo nuclear, da invasão perineural, da necrose e das caraterísticas morfológicas sólidas versus císticas e não da proporção dos tipos de células. Embora a presença de células claras não afecte a classificação do carcinoma mucoepidermóide, foi observado que as células claras predominam geralmente em tumores de alto grau e tornam o prognóstico do carcinoma mucoepidermóide sólido mau.[14]

Manchas especiais

As células claras no CME coram tipicamente de forma positiva com PAS; frequentemente com ausência ou diminuição da intensidade da coloração após digestão com diastase, confirmando o seu conteúdo de glicogénio (Fig. 2d). A coloração especial com mucicarmina ou azul de alcian pode identificar prontamente a população de células mucosas, o que é considerado diagnóstico, uma vez que as células mucosas só raramente são encontradas noutros tumores salivares com um conteúdo marcado de células claras (Fig. 2e).[14]

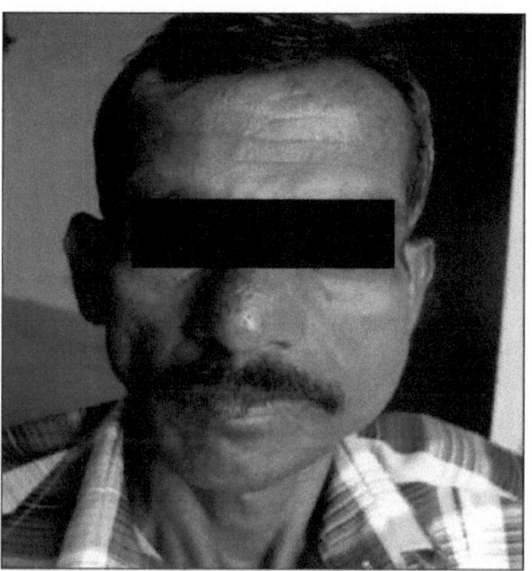

Figura 2a: Fotografia clínica - extra oral. (Cortesia: Varma, Shameena, Sudha, Nair e Varghese)

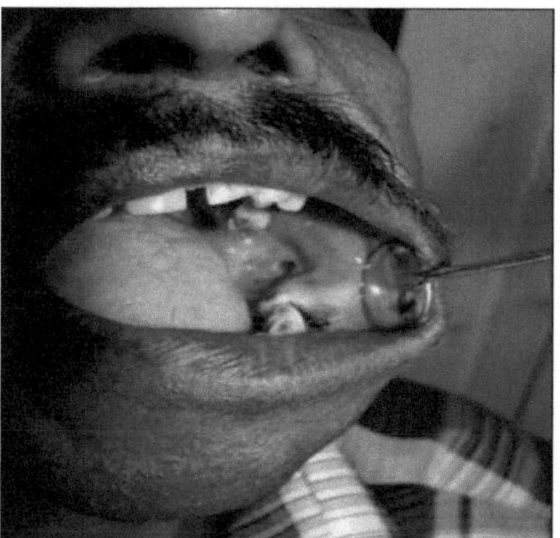

Figura 2b: Fotografia clínica - intra-oral. (Cortesia: Varma, Shameena, Sudha, Nair e Varghese)

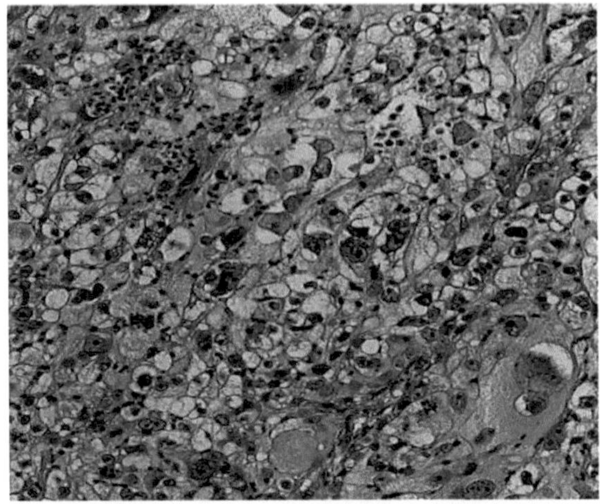

Figura 2c: Células claras em H e E. (Cortesia: Varma, Shameena, Sudha, Nair e Varghese)

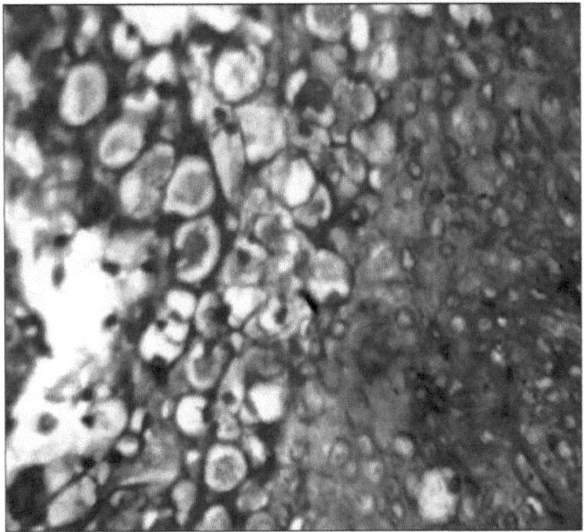

Figura 2d: Células claras - PAS com resistência à diastase, ×400. (Cortesia: Varma, Shameena, Sudha, Nair e Varghese

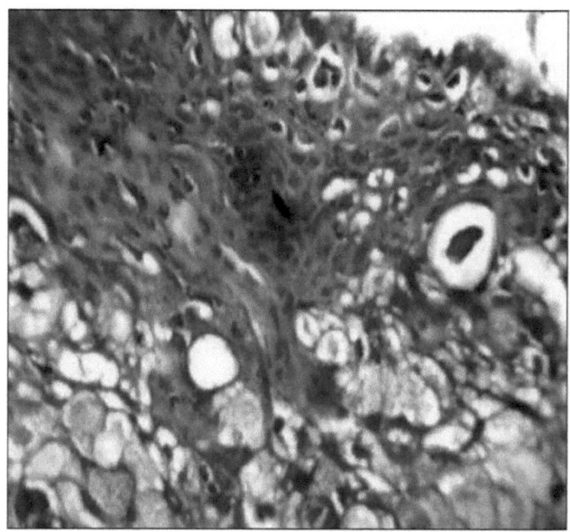

Figura 2e: Células claras - coloração com mucicarmina, ×400 (Cortesia: Varma, Shameena, Sudha, Nair e Varghese)

Diagnóstico diferencial

Uma caraterística invulgar deste tumor é a infiltração do epitélio superficial pelas células neoplásicas, semelhante a um "padrão de crescimento pagetóide". A aparente alteração pagetóide e a presença de células claras tornam difícil diferenciar este tumor do carcinoma de células sebáceas. No entanto, as células do carcinoma sebáceo não apresentam os abundantes grânulos positivos de ácido periódico de Schiff no citoplasma e, em vez disso, coram positivamente com corantes lipídicos.[36] O diagnóstico diferencial também deve incluir o carcinoma de células renais metastático, o carcinoma odontogénico de células claras e a variante de células claras do tumor odontogénico epitelial calcificante.[33] As células claras no carcinoma de células renais metastático são positivas para glicogénio e lípidos. O diagnóstico de carcinoma de células renais só pode ser efectuado através da avaliação clínica de um tumor renal primário. Os carcinomas odontogénicos de células claras são constituídos por células claras de tamanho uniforme com uma membrana celular delicada, mas bem definida. Os CME não contêm uma maioria de células claras como no carcinoma odontogénico de células claras. O CME intraósseo também deve ser distinguido do carcinoma intraósseo primário cístico, que é um carcinoma de células escamosas que apresenta um componente cístico com um lúmen contendo fluido ou queratina e um epitélio escamoso estratificado com atipia citológica. A variante de células claras do tumor odontogénico epitelial calcificante apresenta um quadro celular pleomórfico com calcificações típicas e formação de amiloide, que não se encontram na MEC. [14]

2. Variante de células claras do oncocitoma

Os oncocitomas são neoplasias benignas das glândulas salivares que representam aproximadamente **1,5%** de todos os tumores das glândulas salivares. Os oncocitomas, constituídos por oncócitos (células poliédricas com citoplasma abundante preenchido por grânulos eosinofílicos), envolvem geralmente a glândula parótida, sendo o envolvimento da glândula submandibular decididamente invulgar. Dez casos da variante de células claras do oncocitoma foram relatados por Ellis.[3] As lesões oncocíticas foram descritas há quase um século por Schaffer, quando descreveu "células granulares inchadas" nos elementos ductais e acinares das glândulas salivares. Embora em 1927 McFarland tenha descrito um tumor como um "adenoma", sem o chamar especificamente de oncocitoma. Hamperl é considerado o "pai" dos oncócitos, originalmente referidos como "onkocytes". Ele escolheu esta palavra devido à raiz grega ***O ~ K C O ~ ~ & X L*** (onkousthai), que significa "aumento de volume", inchado, alargado ou Hamperl descreveu oncócitos em muitos órgãos, incluindo glândulas parótidas, submaxilares, sublinguais e salivares menores, tiroide, paratiroide, hipófise, glândula suprarrenal, vesícula biliar, útero, testículo, trompa de Falópio, pâncreas, fígado, estômago, rim, pulmão, faringe, traqueia e esófago. É geralmente aceite que, para que um tumor seja designado por oncocitoma, deve ser constituído exclusivamente por oncócitos. Apesar de se considerar que os oncócitos contêm um citoplasma eosinofílico abundante. Inicialmente, pensava-se que os oncócitos representavam um processo degenerativo ou de senescência, especialmente porque os oncócitos podem ser observados em amostras normais de doentes idosos. Parece mais provável que representem a rediferenciação de células com um metabolismo aumentado e desequilibrado, tentando aumentar a produção de fosfato de alta energia. Uma vez que as mitocôndrias são organelos de certa forma independentes, outra teoria propõe que os oncocitomas podem representar uma neoplasia do organelo subcelular. Ultra-estruturalmente, os oncócitos demonstram hiperplasia mitocondrial com uma variabilidade acentuada, incluindo bizarrias As mitocôndrias podem ser anguladas, semicirculares, ovóides ou bulbosas, com feixes centrais de cristas lamelares bem compactados. Observam-se depósitos de glicogénio densos em electrões tanto no citoplasma como no interior das mitocôndrias. subestrutura. Podem também ser observadas mitocôndrias em divisão. Embora um aumento das mitocôndrias tenha sido associado a um aumento da atividade, não foi documentada qualquer funcionalidade ou secreção específica para os oncocitomas das glândulas salivares.[3]

Caraterísticas clínicas

Ocorre num grupo etário mais velho (idade média, 58,7 anos), com igual predileção pelo sexo. Apesar de alguns doentes apresentarem dor ou sensibilidade, a principal apresentação é uma massa assintomática, de crescimento lento, que se prolonga por um período que pode ir de várias semanas a muitos anos. Não existem factores etiológicos definitivos para este tumor, embora tenha havido uma associação com radiação em alguns relatos.[63]

Caraterísticas histológicas

Estas lesões são compostas por massas bem circunscritas de grandes células poliédricas dispostas de forma organoide com finos septos vasculares fibrosos. A maioria das células tumorais tende a ser completamente transparente, enquanto outras têm uma quantidade variável de citoplasma granular eosinofílico. A transição de oncócitos eosinofílicos típicos para formas de células claras pode ser evidente (Fig.3).[3]

Histoquímica e Imunótipo

A coloração de PTAH é nitidamente positiva, com pequenos grânulos citoplasmáticos de cor azul-escura a preta, que representam mitocôndrias. Uma reação PAS positiva, sensível à diastase, confirma a presença de glicogénio. Verifica-se uma reação fortemente positiva com as colorações azuis rápidas de Novelli e Luxol, enquanto a reação violeta de Cresylecht apresenta a reação granular metacromaticamente positiva esperada em células ricas em mitocôndrias. Todos os tumores apresentam imunorreactividade para citoqueratina e EMA. Não foi documentada qualquer reatividade para a SMA, a proteína S-100 ou a GFAP.[64]

A microscopia eletrónica demonstra numerosas mitocôndrias estreitamente agrupadas no citoplasma das células tumorais. As mitocôndrias estão aumentadas, têm uma forma variável e apresentam um número crescente de cristas lamelares, tubulares, finas e alinhadas paralelamente. Um estudo recente de microscopia eletrónica de um oncocitoma de células claras, utilizando tecido fixado com glutraldeído, mostrou colecções consideráveis de glicogénio que ocupam as regiões centrais das células 29

células tumorais.

O diagnóstico diferencial mais difícil desta lesão é o carcinoma acínico de células claras, que normalmente apresenta imunorreactividade à amilase. Para reiterar, o oncocitoma de células claras é fortemente positivo para PTAH e está frequentemente associado a hiperplasia oncocítica na glândula salivar adjacente.[3]

Tratamento

A excisão cirúrgica completa é recomendada para todas as lesões da glândula submandibular. Registaram-se raros exemplos de tumores oncocíticos malignos da glândula submandibular e os critérios de malignidade incluem invasão capsular, crescimento destrutivo, necrose, invasão vascular ou neural, metástases linfáticas e à distância, figuras mitóticas, células binucleadas, pleomorfismo aumentado e nucléolos proeminentes.[3]

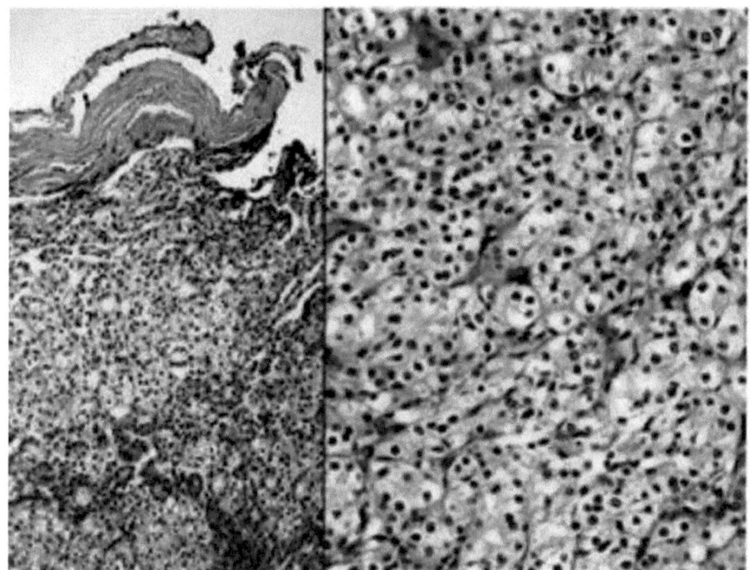

Figura 3: Variante de células claras do Oncocitoma - atribuída à deposição de glicogénio intracitoplasmático ou a artefacto de fixação. A) 10 X , B) 40 X. (Cortesia: Maiorano, Altini, Favia).

3. Variante de células claras do carcinoma de células acínicas

A maioria das grandes séries de tumores das glândulas salivares representa os carcinomas de células acinares como sendo relativamente raros. No entanto, representam 17,5% de todos os tumores epiteliais malignos, o que o torna o segundo carcinoma salivar mais frequente.[65]

O carcinoma de células acínicas é geralmente infiltrativo, mas pode, de facto, ser relativamente circunscrito. Podem apresentar padrões de crescimento sólido, microcístico, papilar-cístico e folicular. Podem ser reconhecidos vários tipos de células, incluindo elementos glandulares acinares, semelhantes a ductos intercalados, vacuolados, transparentes e não específicos. Os padrões de crescimento mistos e a presença de mais do que um tipo de células estão presentes na apresentação histológica habitual.[3]

As células claras no carcinoma de células acinares são relativamente invulgares, ocorrendo em apenas 6% dos casos. Encontram-se tipicamente em placas, mas podem ser vistas como células individuais ou pequenos grupos que revestem os espaços microcísticos. Raramente constituem mais de 50% das lesões e não contêm glicogénio. Os grânulos intracitoplasmáticos são particularmente abundantes no carcinoma acínico de células claras. Alguns investigadores são da opinião de que as células claras no carcinoma de células acinares têm sido demasiado enfatizadas e chegaram ao ponto de afirmar que o carcinoma de células acinares de células claras não existe (Fig. 4).[63]

Imunohistoquímica e Histoquímica

O carcinoma de células acínicas apresentou uma reação de coloração variada, dependendo do tipo de células e da diferenciação do tumor. Positivo para amilase, citoqueratina, proteína S-100 e [41] vimentina.

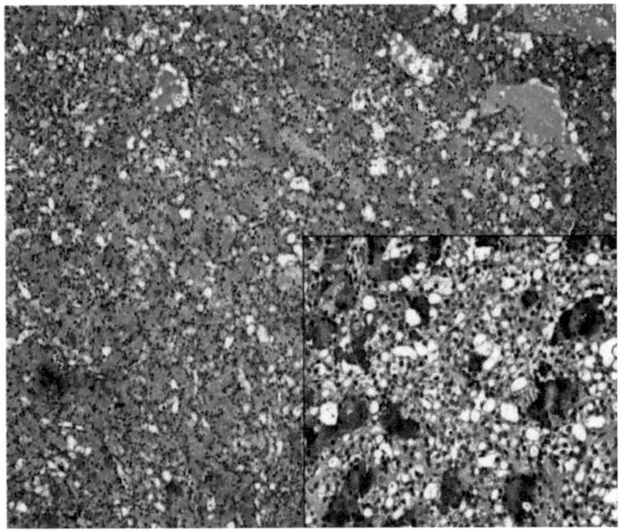

Figura 4: Uma célula clara observada no carcinoma de células acinares é atribuída a um artefacto de fixação. H & E X 40. (Cortesia: Thompson, Weing, Ellis)

Prognóstico

Os carcinomas de células acínicas são frequentemente tumores de baixo grau com bom prognóstico. São geralmente registadas taxas de sobrevivência de cinco anos de 80% a 85%. Alguns estudos mostraram uma correlação entre o prognóstico e as classificações histológicas, mas outros concluíram que as caraterísticas microscópicas não predizem o comportamento biológico.[65]

4. Variante de células claras do adenoma sebáceo e linfadenoma

Introdução

O linfadenoma sebáceo das glândulas salivares tem uma incidência muito rara. Trata-se de um tumor benigno que representa apenas 0,196% de todos os adenomas da glândula parótida. Existem muitas teorias possíveis para apoiar a sua histogénese incerta. O diagnóstico pode ser estabelecido por avaliação histopatológica. O tumor tem um curso benigno, a menos que haja uma associação síncrona com uma neoplasia maligna agressiva.[66]

Caraterísticas clínicas

Trata-se de uma tumefação de crescimento lento que revela a presença de um nódulo solitário não sensível na cauda da glândula parótida, que é macio e móvel, sem qualquer ligação à pele sobrejacente.[67]

Caraterísticas histopatológicas

Grosso modo, o tumor é sólido e homogéneo. Microscopicamente, a lesão mostra lóbulos de células sebáceas sobre um estroma linfoide e é caracterizada pela presença de ductos dilatados revestidos por epitélio achatado.[66]

A peculiaridade deste tumor é a sua ocorrência síncrona com outros tumores, o que provoca uma variabilidade no comportamento biológico. Os tumores que podem ocorrer em sincronia com o linfadenoma sebáceo incluem o tumor de Warthin, o adenoma pleomórfico, o oncocitoma, o carcinoma de células acínicas e os adenomas de células basais.[68]

Tratamento

O tumor em si tem uma evolução puramente benigna. A parotidectomia proporciona um excelente prognóstico. Se estiver associado a um tumor maligno agressivo, comporta-se como uma neoplasia de baixo grau com terapia adjuvante.[66]

B.) Não glandular

i) Epitélio Odontogénico > Tumores

1. Carcinoma Odontogénico de Células Claras (CCOC)

Introdução

As neoplasias odontogénicas compostas predominantemente por células claras são bastante invulgares e representam um desafio diagnóstico. Originalmente consideradas como tumores benignos, estas neoplasias têm sido referidas como tumores odontogénicos de células claras ou ameloblastomas de células claras. No entanto, com base no seu comportamento agressivo, predileção pela recorrência local, evidência de metástases à distância e caraterísticas histologicamente distintas, estes tumores são agora considerados malignos. Foram subsequentemente classificados como carcinomas odontogénicos de células claras (CCOCs).[11] O primeiro caso de carcinoma odontogénico de células claras agressivo e maligno foi relatado por Hansen et al. e Waldron et al.[33] Uma vez que vários tumores benignos e malignos podem apresentar-se na mandíbula ou maxila com componentes de células claras, é crucial estabelecer o diagnóstico correto para desenvolver estratégias de tratamento adequadas.[11]

Caraterísticas clínicas

A CCOC está associada à dor e ao alargamento da mandíbula ou ao afrouxamento dos dentes. As lesões de CCOC estão tipicamente confinadas às regiões anteriores ou do corpo da mandíbula, e a maioria das lesões da maxila também se encontra na porção anterior. Radiograficamente, o CCOC apresenta-se com caraterísticas inespecíficas, incluindo uma radiolucência mal definida com perda óssea alveolar. Em geral, os CCOCs da maxila ou da mandíbula são raros. Hansen et al e Waldron et al relataram os primeiros casos de tumores odontogénicos de células claras da mandíbula em 1985.[11]

Caraterísticas histopatológicas

A microscopia ótica e as caraterísticas ultra-estruturais foram descritas para ajudar na identificação do CCOC. As lesões de CCOC são compostas por ilhas de células tumorais rodeadas por um estroma fibroso de colagénio e fibroblastos com elementos de diferenciação epitelial.[32] Os ameloblastomas e o TCEO são mais semelhantes ao CCOC devido à sua diferenciação epitelial, mas podem ser distinguidos pelas suas caraterísticas estruturais. Os ameloblastomas tendem a apresentar caraterísticas plexiformes e foliculares, ao passo que os tumores odontogénicos epiteliais calcificantes apresentam tipicamente proliferações sólidas de grandes células claras pleomórficas e células fusiformes com calcificação concêntrica e depósitos amilóides.[11] Parece haver três padrões histológicos de CCOC. A maioria dos tumores tem um padrão bifásico com ninhos ovais e lineares de células claras entre pequenas ilhas de células poligonais hipercrómicas com eosinofilia citoplasmática marcada. Ocasionalmente, estes dois tipos de células coexistem num ninho tumoral, dando origem a uma "aparência glomeruloide". O padrão monofásico é descrito como contendo ilhas de fenótipo de células totalmente claras, ao passo que a terceira variante, a menos comum, é composta por ninhos de células claras com uma tendência para paliçada ameloblastoide na periferia (Fig. 5a, b). Em geral, não se observa encapsulamento das lesões de CCOC e estas invadem frequentemente o osso medular, o músculo e os tecidos perineurais.[21]

O perfil imunohistoquímico deste tumor sugere que se trata de um tumor de origem epitelial odontogénica. Para além disso, a presença de estruturas eosinofílicas hialinas fibrilares semelhantes a dentina/osso entre os ninhos de células tumorais e o estroma fibroso também sugere que alguns dos tumores possuem capacidade indutora epitelial - mesenquimal, uma caraterística partilhada por muitos tumores epiteliais odontogénicos.[46]

Diagnóstico diferencial

Os tumores com um componente de células claras conspícuo na região da cabeça e do pescoço podem colocar sérios problemas no que respeita ao diagnóstico diferencial. Podem ter origem em estruturas como o epitélio odontogénico, as glândulas salivares e os melanócitos.[42] Alguns tumores metastáticos, especialmente o carcinoma de células renais, devem ser considerados no diagnóstico diferencial. Os CME intra-ósseos dos maxilares são invulgares, mas não são raros, e podem ser encontrados tumores selecionados que são quase exclusivamente compostos por elementos de células claras. A procura cuidadosa de células intermédias, a demonstração de mucina e a coloração imuno-histoquímica (positividade para actina do músculo liso, proteína S-100 e

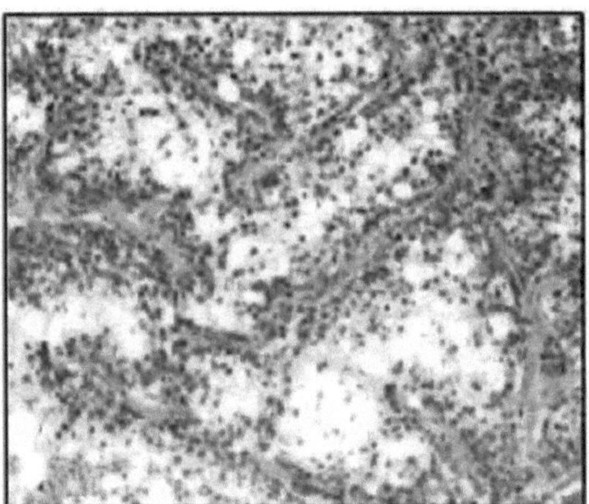

Figura 5a: Secção mostrando células claras centrais separadas por septos fibrovasculares (H&E, ×100). (Cortesia: Singh, Rakheja e Bhatnagar)

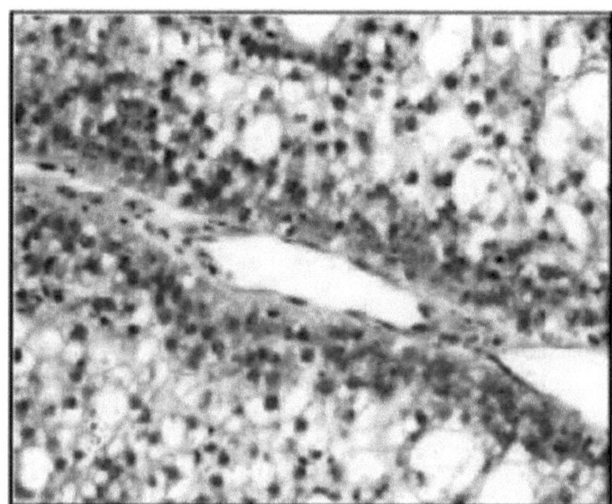

Figura 5b: Secção mostrando células em paliçada com polaridade nuclear inversa (H&E, ×400).

(Cortesia: Singh, Rakheja e Bhatnagar)

vimentina, para além da citoqueratina) ajudam a chegar a um diagnóstico definitivo. O CCOC pode ser distinguido da variante de células claras do tumor odontogénico epitelial calcificante porque não apresenta a calcificação e a deposição de amiloide caraterísticas. Ocasionalmente, os tumores melanocíticos podem apresentar um componente de células claras predominante, mas a maioria destes tumores surge nos tecidos moles e só raramente foram descritos na cabeça e no pescoço. Além disso, apresentam positividade para a proteína S-100 e para o antigénio associado ao melanoma (HMB-45). Os ameloblastomas típicos com células claras, mas sem caraterísticas de malignidade ou um grau invulgar de agressividade, podem surgir tanto a nível central como periférico. Não é certo que estes tumores estejam relacionados com os CCOC, muitos dos quais também apresentam um grau de diferenciação ameloblastomatosa. É sempre apropriado excluir doença metastática quando são encontrados tumores de células claras dos maxilares. O carcinoma de células renais tem um padrão vascular rico, áreas de hemorragia e as células tumorais são positivas para citoqueratina e vimentina. [30]

2. Tumor Odontogénico Epitelial Calcificante de Células Claras (CCCEOT) Introdução

O tumor odontogénico epitelial calcificante (TCEE) é uma neoplasia odontogénica benigna rara dos maxilares, representando aproximadamente 1% de todos os tumores odontogénicos intra-ósseos. Foram descritas algumas variantes histológicas, incluindo o TCEO com células de Langerhans, com material semelhante ao cemento e ao osso, tumor odontogénico epitelial combinado e tumor odontogénico adenomatóide, células mioepiteliais e a variante de células claras do tumor odontogénico epitelial calcificante (TCEOC). O diagnóstico de CCCEOT é muito difícil e outras lesões de células claras que afectam a cavidade oral devem ser excluídas.[36] Estas variantes tumorais demonstram uma

padrão histológico "bifásico" com áreas de diagnóstico da entidade tumoral em questão e outras áreas com um componente de células claras conspícuo. Ainda não se sabe se as variantes de células claras dos tumores odontogénicos se comportam biologicamente de forma diferente do "tumor-mãe"[28]

A variante de células claras do CEOT (CCEOT) foi descrita pela primeira vez por Abrams e Howell. Até à data, foram descritos apenas 11 casos de variantes de tumores de células claras, sendo 7 deles variantes de células claras do epitélio odontogénico epitelial calcificante.[37] Caracteriza-se por células epiteliais poliédricas alternando com células epiteliais enormes com um citoplasma claro e espumoso; bordos celulares distintos; variação moderada no tamanho nuclear; alguns núcleos vacuolados; e sem hipercromatismo extremo ou núcleos bizarros.[38]

Caraterísticas clínicas

Clinicamente, esta variante do TCEO apresenta-se como uma massa intra-óssea típica, expansiva, indolor e de crescimento lento (Fig. 6a). A idade média para o CCCEOT intraósseo é consideravelmente mais elevada (46,36 anos) do que para a variante extra-óssea (33,25 anos).[35] Na avaliação radiográfica, esta lesão apresenta-se geralmente como uma área radiolúcida unilocular ou multilocular. Em certos casos, esta neoplasia pode exibir estruturas calcificadas de densidade e tamanho variáveis. Esse tumor está tipicamente associado a um dente não irrompido ou impactado, geralmente um terceiro molar inferior.[49]

Caraterísticas histopatológicas

O diagnóstico do CCCEOT baseia-se normalmente na descoberta de algumas áreas de células epiteliais claras típicas no interior do tumor. O CCCEOT pode apresentar filamentos irregulares, cordões e ninhos de células epiteliais poliédricas com citoplasma abundante e eosinofílico, núcleos redondos a ovais relativamente grandes com cromatina densa e pontes intercelulares evidentes em associação com células epiteliais claras.[69] Os núcleos apresentam uma variação considerável em termos de tamanho e forma, com raras figuras mitóticas. A deposição de material extracelular do tipo amiloide e as calcificações também são típicas (Fig. 6b). A verdadeira natureza das células claras no TCECO ainda não é conhecida.[28] Podem resultar de artefactos de fixação ou podem refletir um estado funcional particular das células tumorais. As células claras no TCEO parecem desenvolver-se a partir das células tumorais por acumulação e, em seguida, perda de material PAS positivo até parecerem vazias.[49] À medida que o "balonismo" aumenta, o núcleo é deslocado para a periferia da célula e a positividade PAS é gradualmente perdida. Um achado ultra-estrutural bastante interessante foi relatado por ASANO et al.[16] demonstrou os chamados grânulos de Birbeck, que são organelas citoplasmáticas caraterísticas das células de Langerhans. As células claras nos tumores odontogénicos podem ocorrer isoladamente ou em grupos, dando uma configuração glandular. Se este último caso ocorrer e se as células claras dominarem numericamente o tecido tumoral, podem surgir problemas de diagnóstico. A histopatologia imita então um tumor de glândulas salivares de células claras ou mesmo um carcinoma de células renais metastático. As investigações imunohistoquímicas e ultra-estruturais podem contribuir para o diagnóstico correto através da demonstração de caraterísticas celulares glandulares ou não glandulares.[28]Pode ser considerado um diagnóstico diferencial de tumor odontogénico de células claras (CCOT), carcinoma odontogénico de células claras (CCOC), carcinoma de células renais metastático e tumores das glândulas salivares, como o carcinoma mucoepidermóide, o adenocarcinoma de células claras, o carcinoma mioepitelial epitelial, o carcinoma de células acínicas e o oncocitoma.[37] O CCOT ou o CCOC não apresentam deposição de material do tipo amiloide. As células claras do TCEO não apresentam o pleomorfismo celular e nuclear que pode ser encontrado nas células claras do tumor odontogénico de células claras e do

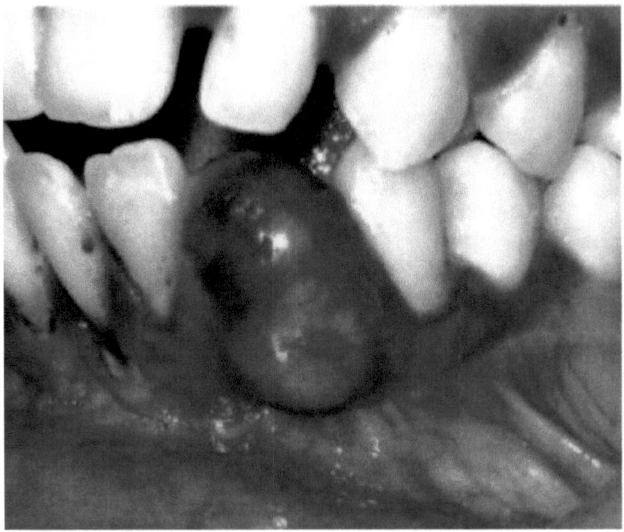

Figura 6a: Fotografia intra-oral mostrando crescimento gengival

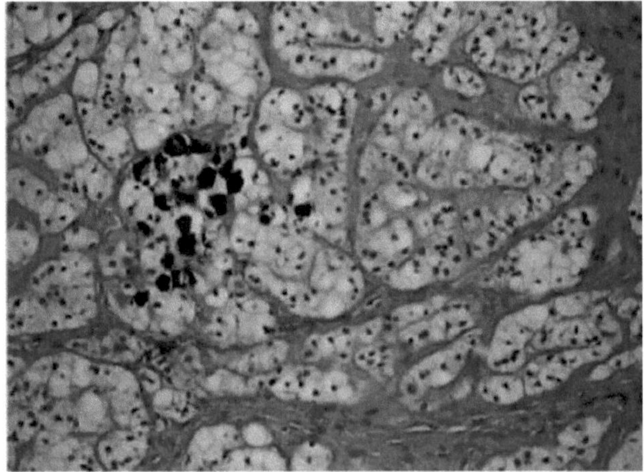

Figura 6b: Ilhas de células claras com focos de calcificação [coloração H e E, 10x].

(Cortesia: Orsini, Favia e Piatelli) ameloblastoma de células claras.[70] O carcinoma de células renais apresenta uma deposição lipídica e componentes vasculares que apoiam o seu diagnóstico histológico. Os tumores das glândulas salivares com componentes de células claras são normalmente positivos para mucina.[49]

Tratamento

Conforme relatado por Waldron et al e Hansen et al, a ocorrência de células claras pode ser um sinal de aumento da agressividade do tumor, indicando uma abordagem cirúrgica mais radical.[28] O tratamento do CCCEOT envolve cirurgia; enucleação do dente envolvido, ou "ressecção em bloco" em alguns casos, incluindo qualquer massa de tecido mole associada. Devem ser obtidas margens cirúrgicas livres de tumor para reduzir o risco de recidivas locais. Os casos recorrentes de CCOC ocorreram provavelmente devido a um tratamento inadequado. O controlo cirúrgico do CCOC com uma ressecção em bloco do envolvimento dos ossos e dos tecidos moles diminui o risco de recorrência. Por outro lado, o seguimento de alguns casos de CCCEOT é curto, não permitindo conclusões concisas sobre o comportamento biológico destes tumores.[70]

3. Ameloblastoma de células claras

Introdução

O ameloblastoma é a neoplasia odontogénica mais comum. Atribui-se a Churchill a primeira utilização do termo ameloblastoma em 1934. Uma descrição completa de um ameloblastoma foi dada por Falkson em 1879. Mais de 80% de todos os ameloblastomas são variantes sólidas ou multicísticas, sendo o ameloblastoma unicístico uma importante forma clinicopatológica de ameloblastoma e ocupando os outros 20% dos casos, juntamente com o ameloblastoma periférico. Robinson e Martinez, em 1977, foram os primeiros a estabelecer uma distinção clara entre o ameloblastoma unicístico e a exigir o reconhecimento desta entidade.[58]

O tumor odontogénico de células claras é uma neoplasia pouco frequente ou invulgar dos maxilares. De acordo com Lewis *et al.*, o primeiro caso de neoplasia de células claras de origem odontogénica foi atribuído a Hansen *et al.,* Waldron et al. foram os primeiros a relatar a variedade de células claras do ameloblastoma intraósseo em 1995. Um outro caso intraósseo de ameloblastoma de células claras foi relatado por Muller & Slootweg. A ocorrência de ameloblastoma de células claras como uma lesão extra-óssea foi recentemente relatada por NG & Siar.[71]

A presença de células claras nos tumores odontogénicos não deve ser considerada surpreendente devido à sua origem na lâmina dentária, que tem componentes de células claras. O tumor odontogénico de células claras também deve ser diferenciado de outros tumores de células claras, como a variante de células claras do carcinoma mucoepidermóide, o carcinoma de células escamosas de células claras, o carcinoma renal metastático, etc.[72]

Caraterísticas clínicas

Clinicamente, os ameloblastomas são geralmente tumores intra-ósseos dos ossos maxilares, sendo a proporção entre homens e mulheres de 1:1,3. Os locais mais frequentemente afectados são as regiões dos molares mandibulares e do ramo ascendente. A idade na altura do diagnóstico varia entre os 33 e os 44 anos. No ameloblastoma unicístico, a idade é consideravelmente mais baixa e varia de 19 a 27 anos. Radiograficamente, a maioria dos ameloblastomas mostra multilocularidade, enquanto os ameloblastomas uniloculares mostram uma única radiolucência unilocular grande. Os dentes envolvidos apresentam graus variados de reabsorção radicular

Caraterísticas histopatológicas

Histopatologicamente, observa-se uma população de células claras nos folículos em várias áreas do crescimento intraluminal.[58] As células claras estão presentes tanto nas células periféricas semelhantes a ameloblastos como nas células centrais, onde normalmente se encontram células semelhantes a retículos estrelados. A presença de um componente de células claras pode representar um sinal de desdiferenciação e, possivelmente, uma malignidade com ou sem metástases. As células eram predominantemente grandes em tamanho, com citoplasma completamente claro e um único núcleo picnótico.[71] O epitélio quístico revestia quase completamente o lúmen quístico e satisfazia os critérios de Vickers e Gorlin. A opacidade do citoplasma nas células claras pode dever-se à presença de conteúdos citoplasmáticos como o glicogénio ou à escassez de organelos celulares (Fig. 7a, b). Uma vez que o glicogénio é armazenado nas células epiteliais orais, procedeu-se à coloração com PAS, tendo a maioria das células claras não absorvido o corante, o que sugere que a escassez de organelos intracelulares poderá ter dado o aspeto claro, em vez de substâncias enriquecidas como o glicogénio. Uma vez que a lesão apresentava um grande número de células claras, é considerada na categoria de tumor odontogénico de células claras. Os CCOT são principalmente o carcinoma odontogénico de células claras (CCOC) e o CCA/ameloblastoma maligno de células claras.[74] Reichart e Philipsen consideram que o CCOC e o CCA/ameloblastoma maligno de células claras constituem dois tumores distintos. Os CCAs devem ser individualizados como uma variante histológica do ameloblastoma. Apresentam padrões histológicos bifásicos invulgares com áreas de ameloblastoma aceitável (folicular, células basalóides, acantomatoso) juntamente com o componente de células claras conspícuo nos folículos ameloblásticos. A maioria dos CCOTs mostra um padrão histológico bifásico com ninhos e cordões de células claras e áreas de diferenciação ameloblástica mostrando polarização nuclear, paliçada periférica, diferenciação escamosa e espaços císticos. Por vezes, ocorre a formação de

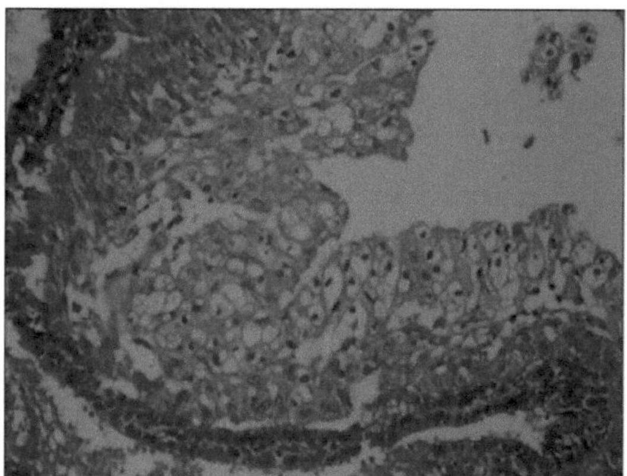

Figura 7a: Fotomicrografia mostrando folículos com grupos de células claras de tamanhos variados com citoplasma claro e um único núcleo centralizado (H e E, 200×). (Cortesia: Radhika, Thambiah, Paremala)

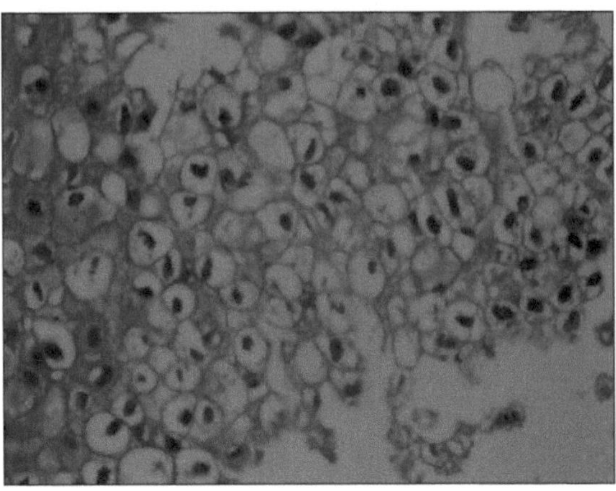

Figura 7b: Fotomicrografia que mostra células claras como células ovais ou redondas com citoplasma claro e núcleo hipercromático proeminente colocado centralmente (H e E, 400x) (Cortesia: Radhika, Thambiah, Paremala)

calcificações foram observadas e estavam associadas a um comportamento agressivo. Por isso, foi proposto não chamar essas lesões de ameloblastomas de células claras, pois isso induz ao erro sobre o comportamento agressivo dessa lesão. Waldron *et al.* sugeriram o termo ameloblastoma de células claras como carcinoma odontogénico de baixo grau, pelo que propuseram a utilização do termo carcinoma ameloblástico de células claras.[75]

> CYSTS

1. Variante de Células Claras do Cisto Periodontal Lateral

Introdução

O quisto periodontal lateral, como o nome indica, ocorre numa localização periodontal lateral e tem origem no desenvolvimento, surgindo da degeneração quística de células claras da lâmina dentária. O quisto odontogénico botrioide é considerado uma variante multilocular rara de um quisto periodontal lateral. O quisto odontogénico botrioide (BOC) foi originalmente descrito em 1973 por

Weathers e Waldron como uma lesão intra-óssea caracterizada por um padrão de crescimento multilocular macroscópico e microscópico, semelhante a um cacho de uvas (da palavra grega *botrios*). O BOC é considerado uma variante de um quisto periodontal lateral. [76]

Caraterísticas clínicas

Greer e Johnson, revisando 10 casos de BOC, observaram que nove das lesões localizavam-se na mandíbula, principalmente na região anterior, e uma na maxila, também na região anterior. Radiologicamente, oito casos caracterizavam-se por radiolucências uniloculares e dois, por radiolucências multiloculares. A média de idade dos pacientes foi de 46 anos. [25]

Caraterísticas histopatológicas

A observação microscópica de múltiplas cavidades quísticas revestidas por epitélio pavimentoso estratificado não queratinizado constituído por algumas camadas de células com espessamentos focais emaranhados, a presença de células claras volumosas no epitélio e uma fina cápsula de tecido conjuntivo com algumas células inflamatórias.

O facto de as células claras presentes no epitélio não terem sido coradas com PAS indica que não continham glicogénio ou é apenas um exemplo dos caprichos dos procedimentos de coloração histoquímica. Os resultados negativos podem muito bem dever-se à manipulação dos tecidos ou a outros pormenores técnicos. Este resultado contrasta com os resultados de Greer e Johnson e Gurol *et al.* que observaram a coloração destas células com PAS. Greer e Johnson relataram uma semelhança entre estas células claras ricas em glicogénio, frequentemente observadas no epitélio do BOC, e as células da lâmina dentária, sugerindo que a lâmina dentária é uma das possíveis origens do BOC. No entanto, essas células não parecem exercer qualquer influência sobre o comportamento biológico do cisto. O diagnóstico de BOC não deve ser descartado em casos de coloração PAS negativa quando todas as outras caraterísticas histológicas estão presentes. [77, 78]

2. Variante de células claras do quisto gengival

Introdução

Bhaskar, em 1965, agrupou o quisto gengival e o quisto periodontal lateral como quistos gengivais e considerou que ambos surgem do epitélio odontogénico extra-ósseo, embora 13 dos seus 29 casos mostrassem radiolucências circunscritas indicativas de quisto periodontal lateral. Wysocki et al, em 1980, postularam que as semelhanças clínicas e morfológicas entre os dois quistos têm uma histogénese comum e que representam a manifestação intra-óssea e extra-óssea da mesma lesão.[52, 56]

A teoria mais favorecida da origem do quisto gengival é a dos restos de células epiteliais derivadas da lâmina dentária.[79]

Os quistos gengivais podem certamente ocorrer sem envolvimento ósseo e podem produzir um inchaço gengival, embora normalmente passem despercebidos e a maioria deles tenha sido detectada no decurso do exame histológico de um grande número de biópsias gengivais.[76]

Caraterísticas clínicas

Clinicamente, os quistos gengivais podem não aumentar o suficiente para produzir sintomas. Afecta predominantemente o sexo feminino, com idades compreendidas entre os 41 e os 75 anos. Os quistos gengivais do adulto ocorrem muito mais frequentemente na mandíbula do que na maxila e particularmente na região pré-molar-canina da mandíbula. O doente pode apresentar uma história de inchaço indolor de aumento lento. Os quistos são tumefacções redondas a ovais bem circunscritas, geralmente com menos de 1 cm de diâmetro e podem ocorrer na gengiva anexa ou na papila interdentária, invariavelmente no aspeto facial. A superfície é lisa e pode ser da cor da gengiva normal ou azulada.[76]

Caraterísticas histológicas

Os quistos gengivais no adulto têm um padrão histológico variável. Os quistos gengivais têm um epitélio extremamente fino, muito semelhante ao epitélio reduzido do esmalte, com 1-3 camadas de células planas a cubóides contendo núcleos de coloração escura, células escamosas e células claras.[76, 80] Algumas áreas continham placas epiteliais focais ou espessamento (composto por células claras) que se projetavam para o lúmen. Estas células variavam em tamanho e apresentavam núcleos picnóticos. O tecido conjuntivo fibroso circundante não apresentava inflamação e acabou por se separar do revestimento epitelial. Uma grande ilha epitelial com morfologia de células claras é observada na área focal.[80]

Análise imunohistoquímica

Os espécimes de GCA apresentaram o seguinte padrão de coloração: As CKs 7 e 8 podiam ser detectadas imuno-histoquimicamente na camada suprabasal (constituída por células cuboidais) e nos espessamentos epiteliais focais (células claras); a CK 13 estava presente num revestimento fino de células claras entremeadas com células cuboidais ocasionais. Este filamento intermédio de CK 13 não é observado nos espessamentos epiteliais focais que consistiam em células claras. A CK 14 é positiva nas células claras, nas células basais e nas células intermédias isoladas que correspondiam aos espessamentos epiteliais focais. A CK 19 é positiva no fino revestimento de células claras entremeadas com células cuboidais ocasionais, enquanto as CKs 10 e 16 são completamente negativas. Embora o epitélio quístico apresentasse pontuações fracas, fortes e negativas em quantidades iguais, foram apresentados todos os quatro tipos de pontuações de coloração.[80]

Tratamento

O tratamento da ACG consiste numa biópsia excisional; não há relatos na literatura de recorrência. A lesão é tratada por excisão cirúrgica local, sem evidência de recorrência durante o período de acompanhamento de 24 meses.

3. Variante de células claras do quisto glandular

O quisto odontogénico glandular (GOC) é um quisto de desenvolvimento raro dos maxilares que foi descrito em 1988 por Gardner *et al.* como uma entidade distinta. Os dois primeiros pacientes com caraterísticas de CGO foram relatados por Padayachee e Van-wyk em 1987. Também é conhecido como quisto sialo-odontogénico, quisto mucoepidermóide (MEC) ou quisto odontogénico polimorfo. O seu nome foi alterado para GOC por Gardner *et al.* devido à falta de evidência de origem nas glândulas salivares, e o termo foi mais tarde adotado pela Organização Mundial de Saúde (OMS).[76]

Caraterísticas clínicas

O CGO é raro, com pouco mais de 71 casos relatados na literatura. O local mais comum é a mandíbula anterior (88%) e ocorre maioritariamente em pessoas de meia-idade (40-60 anos), com predileção pelo sexo masculino. As recidivas foram descritas em 30% dos casos. Os achados clínicos não são específicos e é frequentemente observada uma tumefação assintomática.[23]

Caraterísticas radiológicas

O CGO está localizado intraósseo e pode aparecer como uma lesão radiolúcida multilocular ou unilocular com limites bem definidos. Por vezes, pode apresentar-se com um rebordo periférico osteosclerótico e recortes, reabsorção radicular e deslocação dos dentes. Os achados clínicos e radiográficos do CGO são variados e muitas vezes não são patognomónicos. Normalmente, apresenta-se como uma lesão assintomática de crescimento lento, mas ocasionalmente pode ser acompanhada de dor.[81]

Caraterísticas histopatológicas

Microscopicamente, a amostra apresenta normalmente um revestimento epitelial não queratinizado com áreas de crescimento papilar rodeadas por criptas intra-epiteliais que estão vazias ou cheias de mucina. O revestimento cístico é fino e consiste em células cuboidais que se assemelham a epitélio de esmalte reduzido. Em certas áreas, o revestimento do quisto é contínuo com o revestimento do seio. Também se observam muitas células mucosas, células claras e algumas células semelhantes às células epidermóides. Áreas focais mostram espessamento epitelial ou formação de placas. Muitos espaços quísticos preenchidos com mucina são evidentes na cápsula de tecido conjuntivo fibroso[76, 81]

Manchas especiais

A presença de mucina pode ser confirmada pela coloração com mucicarmina. A mucina foi caracterizada utilizando PAS e azul de alcian. As células mucosas e as poças de muco apresentaram positividade para o azul de alcian e para o PAS, o que sugere a presença de mucina ácida. As células claras foram positivas para o PAS sem diastase e negativas para o PAS com diastase, indicando o seu conteúdo de glicogénio.[23]

Diagnóstico diferencial

Histopatologicamente, os GOC devem ser diferenciados do Cisto Periodontal Lateral, do BOC e do Carcinoma Mucoepidermóide Central, uma vez que apresentam uma considerável sobreposição de caraterísticas histológicas. O LPC é um quisto odontogénico de desenvolvimento revestido por um epitélio fino não queratinizado e também exibe espessamentos epiteliais focais e células epiteliais ricas em glicogénio, semelhantes aos observados nos GOC. O BOC é uma variante policística localmente agressiva do LPC que apresenta caraterísticas histomorfológicas semelhantes às do GOC, como placas epiteliais e áreas de células claras ricas em glicogénio. No entanto, a identificação de epitélio ciliado e de espaços semelhantes a ductos com células mucosas diferencia especificamente o LPC e o BOC e favorece o diagnóstico de GOC. [60] De acordo com Magnusson *et al*, a MEC central, especialmente a variante de baixo grau, é considerada como o diagnóstico diferencial histopatológico mais importante dos GOC. As caraterísticas comuns da MEC central de baixo grau são a presença de células epidermóides, mucosas e claras, juntamente com espaços quísticos preenchidos com mucina. Especulou-se que o CGO pode representar a extremidade mais benigna do espetro da MEC central. Mas, de acordo com Waldron e Koh, a caraterística distintiva dos CGO é o revestimento epitelial fino típico, sem qualquer proliferação epitelial sólida, como se observa na MEC. Para além disso, a MEC não apresenta os agregados esféricos em redemoinho (placa epitelial) que são frequentemente observados nos GOC. O exame imunohistoquímico realizado por Semba *et al.* para a expressão de citoqueratinas e antigénio da membrana epitelial sugeriu que o revestimento do epitélio era de origem odontogénica com células metaplásicas carregadas de muco.[81]

Tratamento

O tratamento de escolha é controverso devido aos poucos casos registados e o método sugerido varia entre a curetagem e a excisão local em bloco. Aconselha-se um seguimento a longo prazo de 5 anos, uma vez que tem uma elevada taxa de recorrência. O prognóstico é bom.[81]

ii) Epitélio não odontogénico

> Anexos cutâneos

a) Lesões melanocíticas

Variante de células claras do melanoma maligno de células em balão Introdução

O nevus de células em balão (BCN) é uma variante histológica bem estabelecida do nevus nevocelular. O melanoma maligno de células em balão (MMCB), no entanto, não é tão bem reconhecido devido à sua raridade. Foram descritos casos esporádicos desta entidade, mas estes relatórios carecem de informações pormenorizadas sobre o estado histoquímico, imunoquímico e de seguimento dos doentes, bem como de critérios histológicos essenciais para o diagnóstico diferencial com o BCN e outros tumores de células claras. Neoplasias semelhantes têm sido descritas na conjuntiva e na coroide. Além disso, o BCMM metastático apresenta dificuldade de diferenciação de outros tumores metastáticos de células claras.[82]

Caraterísticas clínicas

Os tumores desenvolveram-se como nódulos indolores em crescimento que envolviam a pele e o tecido subcutâneo. As caraterísticas clínicas do BCMM eram indistinguíveis das de um melanoma maligno convencional com critérios "A B C D E".

A- Assimetria (devido ao seu padrão descontrolado).

B- Irregularidade das margens (frequentemente com entalhes).

C- Variegação de cor (que varia de tons de castanho a preto, branco, vermelho e azul, dependendo da quantidade e profundidade da pigmentação de melanina).

D- Diâmetro superior a 6mm (que é o diâmetro de uma borracha de lápis).

E- Evolutiva (lesões que mudaram em termos de tamanho, forma, cor, superfície ou sintomas ao longo do tempo).

A maioria dos exemplos foi descrita como "verruga" ou nevo para excluir melanoma maligno. A história de aumento de tamanho, mudança de cor e, raramente, pigmentação irregular, no entanto, levantam a suspeita de melanoma maligno. Por vezes, foram considerados os diagnósticos de carcinoma basocelular, carcinoma espinocelular e tumor anexial cutâneo. Os tumores envolviam tipicamente a derme e o subcutâneo. A cabeça, o pescoço e o tronco superior, particularmente o ombro e as áreas interescapulares, foram os locais mais comuns.[83]

Caraterísticas histopatológicas

Em termos grosseiros, os tumores excisados variavam, mas a maioria dos tumores eram nódulos moles, borrachudos ou firmes, frequentemente elevados, com um contorno polipoide ou papilomatoso. As superfícies de corte variavam do vermelho ao branco opaco ou do branco acinzentado ao castanho acinzentado. Os tumores cutâneos variavam de 3 mm a 3,5 cm de diâmetro. O tumor apresentava uma imagem enganadora caraterística a baixa potência, com grandes áreas de coloração pálida, de aspeto desbotado, devido à predominância de grandes células vesiculares em forma de balão. Esta imagem poderia ser confundida com uma neoplasia de células claras de outra histogénese sem uma avaliação cuidadosa dos detalhes nucleares e celulares.[83] As células de melanoma em balão (BMC) formavam grandes agregados nodulares na derme superior, por vezes confinando com a junção dermo-epidérmica e envolvendo difusamente toda a lesão. Por vezes, observava-se uma disseminação pagetóide intra-epidérmica, mas os ninhos juncionais discretos eram pouco frequentes. As células claras eram geralmente grandes e poligonais ou redondas com uma membrana citoplasmática discernível. Estavam presentes um hipercromatismo nuclear ligeiro a moderado, pleomorfismo, atipia e mitoses.

Diagnóstico diferencial

Em geral, as BMC aproximavam-se do tamanho das observadas no BCN e mediam até 50 cm de diâmetro. No entanto, ao contrário dos núcleos centralmente posicionados nas células do BCN, os núcleos do BMC estavam irregularmente posicionados. A cromatina nuclear estava irregularmente aglomerada e um a dois nucléolos eosinofílicos eram geralmente visíveis. As mitoses eram difíceis de encontrar. As mitoses anormais, no entanto, eram raras. Podem ser encontradas inclusões citoplasmáticas intranucleares arredondadas, como as observadas em células de nevus e melanoma. O citoplasma volumoso das células BCMM continha grânulos finos eosinofílicos e, por vezes, vacúolos de vários tamanhos. Foram encontrados grânulos de melanina finamente distribuídos em algumas células do CMB e em células do nevo convencional. Os grânulos de melanina nos melanófagos estavam grosseiramente aglomerados. Formas transitórias, variando em tamanho entre as células do nevo convencional e as células do melanoma em balão e contendo citoplasma de coloração pálida, granular e menos vacuolado, também estavam presentes. As células de transição estavam distribuídas entre as BMC. Ao contrário das células do melanoma convencional, com acentuada anaplasia nuclear e mitoses frequentes, as BMC, incluindo as formas de transição, apresentavam, em geral, pleomorfismo nuclear ligeiro a moderado, atipia e atividade mitótica. Essas alterações são as principais razões para interpretar erroneamente os CMB como neoplasias benignas de células claras. As membranas citoplasmáticas dos BMC eram delicadas e menos distintas do que as dos BCN e a sua rutura frequente resultava na coalescência de várias células vizinhas.

Ocasionalmente, existiam células balão gigantes multinucleadas, semelhantes às encontradas no BCN. As caraterísticas de uma ampla proliferação juncional de células de melanoma pleomórficas e atípicas e, por vezes, de disseminação pagetóide epidérmica são as de um melanoma maligno in situ. O BCMM contém apenas septos fibrosos delicados e finos que separam as ilhas e os nódulos das células do melanoma na derme. Um infiltrado inflamatório crónico moderado composto por linfócitos, histiócitos e ocasionalmente plasmócitos estava presente superficialmente subjacente à ulceração epidérmica. Caraterísticas sugestivas de regressão, tais como fibrose dérmica associada a inflamação crónica e melanose, foram raramente encontradas na MCBM. Não foram observadas caraterísticas de nevus azul, nevus azul celular e nevus de células fusiformes e epitelioides (de Spitz) no BCMM. O BCMM metastático nos gânglios linfáticos e órgãos internos, em geral, apresentava caraterísticas histológicas semelhantes às observadas no tumor primário. Os focos de necrose das células tumorais eram mais proeminentes e, por vezes, estavam presentes células tumorais pleomórficas e fusiformes misturadas com células em balão. O diagnóstico de BCMM metastático, particularmente num gânglio linfático, pode ser difícil devido à extensa alteração em balão das células do melanoma, à ausência de um padrão de aninhamento como se observa nas lesões melanocíticas primárias, ao ligeiro pleomorfismo nuclear e atipia, e à ausência de células nevus convencionais. Poderão ser necessárias colorações histoquímicas e imunoquímicas especiais, como a proteína S-100 e o HMB-45, bem como um exame de microscopia eletrónica, antes de se poder fazer um diagnóstico definitivo de BCMM metastático.[84]

Achados histoquímicos

Tanto as células do melanoma em balão como as células do nevo convencional apresentaram uma coloração fracamente positiva com reação PAS que resistiu à digestão prévia com amilase. O citoplasma apresentou uma coloração finamente granular com um contorno delicado das membranas citoplasmáticas e uma rede fina de estroma fibroso a separar um padrão vago de aninhamento das células tumorais. As células do balão coraram de forma difusa e fortemente positiva com o método do ferro coloidal para mucopolissacáridos ácidos. A reação resistiu à digestão com hialuronidase e sialidase, mas foi lábil à ribonuclease. As colorações de prata e os métodos de Fontana-Masson e Warthin-Starry a pH 3,2 não foram úteis, uma vez que demonstraram pigmento de melanina positivo apenas em algumas células de melanoma em balão e em células de nevo pré-existentes. A técnica de Churukian-Schenk para os grânulos argirófilos e o método de Perls para o pigmento de ferro foram negativos. Os resultados das colorações histoquímicas especiais do BCMM foram semelhantes aos observados no BCN." A coloração do retículo de Snook mostrou fibras delicadas de reticulina nos finos septos de tecido conjuntivo que separavam as grandes ilhas de células de melanoma em balão. A coloração ácido-rápida de Ziehl-Neelsen foi negativa para pigmento ceroide nas células do balão.[85]

Achados imunohistoquímicos

Com as colorações de imunoperoxidase, as células do melanoma de transição e as células do nevo apresentaram uma coloração difusa e fortemente positiva no citoplasma e nos núcleos para a proteína S-100 e predominantemente no citoplasma para o HMB-45. A coloração positiva do HMB-45 foi mais intensa (3 a 4+) do que a da proteína S-100 (2 a 3 +). O citoplasma do BMC, no entanto, corou fracamente positivo com a proteína anti-S-100 e anti-HMB-45. As pseudo-inclusões citoplasmáticas intranucleares foram coradas positivamente com anti-HMB-45. A coloração de NSE foi focal e fracamente positiva nas BMC e nas células do nevo.[84]

Achados de Microscopia Eletrónica

Foram identificados três tipos de células melanocíticas na derme, ou seja, BMC, células de transição e células de nevo convencionais. Todas as células apresentavam processos dendríticos caraterísticos. As células balão eram frequentemente adjacentes às células de transição. O citoplasma das células balão estava repleto de vacúolos não ligados à membrana que variavam em tamanho e mediam até 10 pm, enquanto as células de transição continham vacúolos mais pequenos adjacentes aos organelos citoplasmáticos. As células do nevo convencional apresentaram vacuolização citoplasmática focal. As estruturas do melanossomal e do pré-melanossoma eram geralmente de forma esférica a cilíndrica, e essas estruturas eram mais abundantes nos processos dendríticos e ao redor dos núcleos. Foram observadas fibrilas intracitoplasmáticas finas nas áreas perinucleares e subjacentes às membranas citoplasmáticas. Em torno dos processos dendríticos, observaram-se filas de vesículas pinocitóticas ao longo das membranas citoplasmáticas. As membranas citoplasmáticas eram lisas, mas focalmente rompidas. Os núcleos eram arredondados com indentação focal e continham substância cromatínica uniformemente distribuída. Não estavam presentes grânulos lisossómicos, lipídicos e de glicogénio. Dispersos entre os vacúolos nas células balão, encontravam-se mitocôndrias remanescentes esparsas, retículo endoplasmático rugoso, ribossomas livres e aparelhos de Golgi. Os vacúolos citoplasmáticos das BMC tinham um contorno irregular, contrastando com os dos histiócitos xantomatosos, que eram geralmente esféricos com contornos suaves. Nestas células, estavam presentes grânulos lisossomais electron-densos, contendo lípidos. Os grânulos de glicogénio, lisossomais e lipídicos não estavam presentes nas BMC. Foram encontrados complexos melanossómicos nos melanófagos.[86]

O prognóstico do BCMM é semelhante ao de outros tipos histológicos de melanoma maligno. Correlaciona-se bem com a profundidade da invasão dérmica pelas células do melanoma do tumor primário. A maioria dos doentes (78,9%) com tumores que invadiram a derme com mais de 2,0 mm morreram devido a metástases disseminadas. Em contraste, a maioria dos doentes (83,3%) com tumores com menos de 2,0 mm de espessura estavam vivos e bem no último contacto. A taxa de metastização de um grupo de 138 melanomas estudados por Breslow" também se correlacionou bem com a profundidade da invasão dérmica. Cerca de 70% dos tumores desse estudo com uma espessura máxima de 2,25 mm desenvolveram metástases. A taxa metastática diminuiu para 32%. O grau de alterações de balonismo do melanoma quando a profundidade de invasão era inferior a 2,25 mm. células não afecta o seu potencial metastático. Especificamente, mesmo os tumores com a maior proporção de células balão não se comportaram de forma benigna. As células de melanoma em balão são tão capazes de se disseminar como outras células de melanoma sem balão. Nos locais metastáticos, as células tumorais também apresentavam alterações proeminentes nas células balão.[83]

b) **Triciemoma**

Tumor benigno derivado do epitélio da bainha da raiz externa de um folículo piloso, constituído por células com citoplasma de coloração pálida contendo glicogénio.

Acantoma de células claras

O acantoma de células claras (ACC) é um tumor epidérmico benigno solitário que ocorre principalmente como um nódulo assintomático nos membros inferiores de indivíduos idosos. O aspeto dermatoscópico do ACC e as suas caraterísticas comuns incluem vasos pontiagudos com uma distribuição homogénea/em forma de cacho, reticular, em forma de pérola ou em forma de rede.[87] A descamação translúcida do colarinho é um achado adicional. Os pontos vermelhos correlacionam-se histopatologicamente com capilares tortuosos dilatados da derme reticular média que progridem para o topo das papilas. São frequentemente um achado dermatoscópico de todos os tipos de tumores melanocíticos hipopigmentados, por vezes de queratoses seborreicas, doença de Bowen e raramente de carcinomas basocelulares; mas, nestes casos, não apresentam uma distribuição regular em toda a superfície com um padrão reticular. O padrão vascular pontilhado está 100% presente na placa psoriática, com um arranjo homogéneo, embora não totalmente reticular nem anular, exibido no CCA. O seu significado na progressão angiogénica da placa psoriática foi parcialmente estabelecido por estudos videocapilaroscópicos.[88]

Caraterísticas clínicas

O cancro da mama é descrito clinicamente como uma pápula ou nódulo cor-de-rosa, branqueável, em forma de cúpula. Normalmente, a pigmentação castanha ou preta não é uma caraterística. A cor preta está principalmente relacionada com a abundância de depósitos de hemossiderina dérmica.[89]

Caraterísticas histopatológicas

Epiderme acantótica composta por células grandes e pálidas; adelgaçamento suprapapilar, capilares papilares dilatados e tortuosos rodeados por depósitos de hemossiderina (Fig.8).[90] As caraterísticas dermatoscópicas podem induzir em erro no diagnóstico diferencial com outras lesões cutâneas pigmentadas. A lesão surgiu num local da pele propenso a traumatismos, pelo que se acredita que a irritação traumática possa ser responsável pelo quadro clínico e dermatoscópico, dando origem a uma reação semelhante ao sinal de Auspitz induzido por traumatismos na psoríase.[91] O extravasamento de glóbulos vermelhos de capilares extremamente superficializados pode levar à deposição de hemossiderina na derme papilar e reticular. Pele

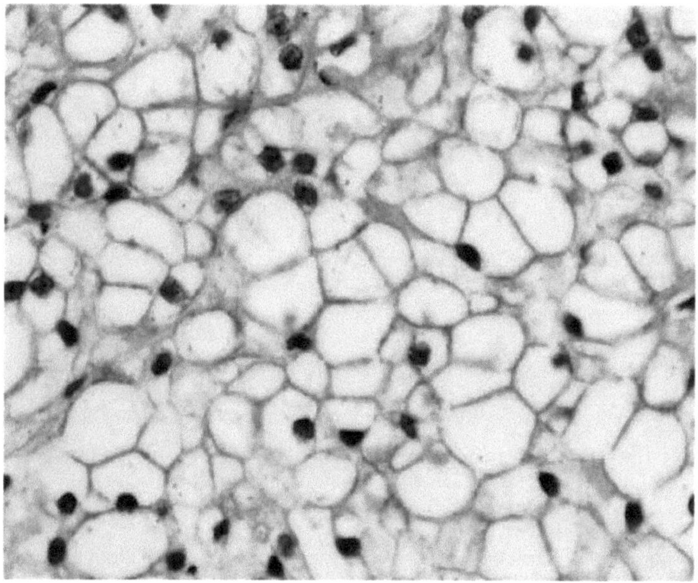

Figura 8: Acantoma de células claras mostrando os ninhos de células claras. (Cortesia: Muammar, Joseph, Thaddeus)

as lesões com aspeto dermossiderótico/vascular à dermatoscopia devem incluir o diagnóstico de carcinoma basocelular irritado.[92, 93]

Tratamento

A excisão cirúrgica simples é curativa.

c. Siringomas

Tumor benigno que se crê ter origem na porção ductal das glândulas sudoríparas écrinas, caracterizado por ductos sudoríparos císticos dilatados num estroma fibroso.

Porocarcinoma écrino de células claras

O porocarcinoma écrino (PE) é um tumor maligno raro do apêndice cutâneo que se desenvolve a partir do ducto sudoríparo écrino intra-epidérmico. Uma caraterística histológica do PE é a diferenciação ductal das células epiteliais basalóides poromatosas, que formam um tumor de forma irregular. As células tumorais contêm frequentemente glicogénio no seu citoplasma, mas raramente são relatadas alterações celulares claras proeminentes.[95, 96]

Caraterísticas clínicas

Descritas pela primeira vez em 1963 por Pinkus e Mehregan como poroma écrino epidermotrópico2, as lesões de EP são descritas clinicamente como placas verrucosas ou crescimentos polipóides que muitas vezes imitam o carcinoma de células escamosas ou a doença de Bowen. As extremidades inferiores são o local mais frequentemente afetado, seguidas do tronco e da cabeça. Pensa-se que a origem do tumor se encontra na porção intra-epidérmica do ducto sudoríparo écrino. [97]

Caraterísticas histopatológicas

Caracterizado por ninhos de células tumorais constituídos por células de poroma com pleomorfismo nuclear e diferenciação ductal. Embora o glicogénio seja frequentemente observado nas células tumorais do porocarcinoma, raramente são relatadas alterações proeminentes nas células claras. Introduzido pela primeira vez por Requena et al. em 1997. A lesão é composta principalmente por células claras contendo grânulos de diastase-lábil PAS-positivos no seu citoplasma. O mecanismo de acumulação de glicogénio e as subsequentes alterações das células claras na EP são pouco conhecidos. Foi demonstrada uma diminuição da imunorreactividade da fosforilase no porocarcinoma de células claras e foi observada uma deficiência enzimática idêntica noutras neoplasias de células claras das glândulas écrinas, especialmente nos siringomas de células claras de doentes com diabetes mellitus. Com base nesses achados, alguns autores postularam que uma deficiência relativa na fosforilase causa diminuição da glicogenólise e subsequente deposição de glicogénio no citoplasma das células neoplásicas, resultando nas alterações das células claras.[98, 99] O tumor neste caso deve ser distinguido de outros tumores com alterações proeminentes de células claras, como a doença de Bowen de células claras, o carcinoma sebáceo, o carcinoma basocelular com diferenciação anexial e o melanoma de células em balão. A doença de Bowen de células claras e o carcinoma sebáceo podem resultar em confusão diagnóstica.[101]

Variante de células claras do hidradenoma

O hidradenoma de células claras (HCC) é um tumor benigno do apêndice cutâneo. Apresenta-se mais frequentemente como um nódulo dérmico pequeno, firme e solitário. Por vezes, o CCH apresenta uma semelhança citológica e histológica notável com outras neoplasias de células claras, incluindo neoplasias malignas como o carcinoma de células renais de tipo convencional.[102, 103]

Caraterísticas clínicas

O hidradenoma de células claras apresenta-se como um nódulo solitário e firme com uma ligeira predileção pela cabeça, face e extremidades superiores. Uma revisão dos hidradenomas nodulares efectuada por Hernandez-Pérez e Cestoni-Parducci revelou uma predominância feminina (1,7:1), com uma idade média de apresentação de 37,2 anos. Os locais de envolvimento foram a cabeça (30,3%), o membro superior (25,8%) e o tronco (20,2%). A pele sobrejacente está geralmente intacta, embora possa ser observada ulceração com extravasamento de fluido seroso.[104]

Caraterísticas histopatológicas

O CCH é um tumor dérmico bem circunscrito com uma zona de grenz entre o tumor e a epiderme. Citologicamente, os hidradenomas são compostos por dois tipos de células, cuja proporção varia muito consoante os tumores. Um tipo de células é poliédrico, com um núcleo arredondado e um citoplasma ligeiramente basófilo. O segundo tipo de células é geralmente redondo com citoplasma claro. Em menos de um terço dos hidradenomas, observa-se uma preponderância de células claras, como acontece no CCH. As células claras contêm glicogénio e ácido periódico-Schiff-positivo, material resistente à diástase, mas não contêm lípidos. Foi sugerido que as células claras são uma variante metabólica das células epidermóides, em vez de uma forma peculiar de diferenciação tumoral. Estão frequentemente presentes estruturas semelhantes a ductos, algumas das quais se assemelham a ductos écrinos, enquanto outras consistem em espaços semelhantes a fendas revestidos por camadas concêntricas de células escamosas. Foi sugerido que os espaços císticos se formam como resultado da degeneração das células tumorais. O estroma interveniente varia de delicados cordões vascularizados de tecido fibroso a colagénio hialinizado denso. Os estromas mixoide e condroide são menos frequentes.[102, 104]

Análise imunohistoquímica

Os estudos imuno-histoquímicos podem ser vitais para distinguir a CCH dos seus mímicos. Os hidradenomas de células claras reagem com diferentes anticorpos monoclonais que marcam tanto os elementos secretores écrinos como apócrinos. Biernat et al determinaram a expressão de citoqueratina no CCH e descobriram que a maior expressão de queratina foi observada em células escamóides e células de revestimento de túbulos, principalmente com queratinas para epitélios simples, como CK6/18, CK7 e CK8/18. As células claras foram as mais consistentemente positivas para o antigénio da membrana epitelial e apresentaram coloração para CK10/17/18. Nenhuma das células tumorais apresentou coloração para a proteína S100. Alguns autores registaram uma coloração positiva para CK19 e 34bE12, e uma coloração variável para CAM 5.2

Uma ecografia realizada em hidradenomas de células claras apresenta-se como massas císticas bem definidas com nódulos murais ou como tumores sólidos bem definidos com hipoecogenicidade e hipervascularidade. Um nódulo mural numa lesão quística é também frequentemente altamente vascularizado, tal como determinado por um exame Doppler. A ecogenicidade da porção cística pode ser complexa devido a um componente hemorrágico. Além disso, foram registadas calcificações em alguns casos. As caraterísticas comuns de um hidradenoma de células claras incluem uma massa cística ou sólida, bem circunscrita, lobulada, subcutânea, com intensidade de sinal baixa a intermédia numa RM com imagem ponderada em T1 (WI) e uma intensidade de sinal intermédia a alta numa RM com imagem ponderada em T2WI e recuperação de inversão de tau curto. A hemorragia e a excreção de glândulas sudoríparas na porção cística podem causar intensidade de sinal variável do conteúdo líquido do tumor. O nódulo mural ou a porção sólida do tumor podem apresentar realce após o realce com contraste.[103, 105]

O diagnóstico diferencial dos tumores de células claras da derme inclui doença metastática e tumores cutâneos primários com diferenciação folicular, diferenciação sebácea ou diferenciação das glândulas sudoríparas.[106]

Embora considerado benigno, o hidradenoma nodular pode recidivar após uma excisão inadequada.8 A transformação maligna do CCH é rara; numa revisão, 6,7% dos CCHs eram malignos e caracterizavam-se histologicamente por atipia nuclear, necrose e mitoses anormais.5 Foi relatado um curso agressivo com doença amplamente disseminada e morte. O aspeto histológico nem sempre prediz o comportamento do CCH.[102]

> Tumores de queratinócitos

Variante de células claras do carcinoma basocelular (CCBCC)

Introdução

O carcinoma basocelular é o tumor maligno cutâneo mais comum diretamente relacionado com a exposição à luz solar e à radiação UV. Pensa-se que o CBC tem origem em células pluripotenciais da camada basal da epiderme, capazes de se diferenciar em pêlos, glândulas sebáceas ou glândulas sudoríparas (Fig. 9a). Talvez como consequência, existe uma variação histopatológica considerável entre os tumores de células basais, tendo sido descritos vários subtipos. Sexton et al. analisaram 1039 casos de CBC e descobriram que os subtipos mais comuns são o misto (38,6%), o nodular (21%), o superficial (17,4%) e o micronodular (14,5%). Além disso, existem diversas variantes raras, incluindo o tipo basoescamoso, morfeiforme, queratótico, de células granulares, adamantoide e de células claras.

A utilidade da classificação dos subtipos de CBC reside no facto de parecer existir uma correlação entre o subtipo histológico e o comportamento clínico. Entre estes subtipos, o carcinoma basocelular de células claras é uma variante rara composta por células tumorais com vacúolos citoplasmáticos proeminentes ou morfologia em anel de sinete. A patogénese desta variante, no entanto, permanece pouco clara. A distinção entre as variantes de células basais, bem como a sua diferenciação de outros tumores de células claras, é importante porque o tratamento e o prognóstico de cada um podem variar. [20]

Caraterísticas histopatológicas

Os subtipos micronodular, infiltrativo, basoescamoso e morfeiforme são mais agressivos, enquanto os tipos nodular e superficial são tumores menos agressivos, constituídos por ninhos de células basalóides com um padrão de paliçada periférica e artefactos de retração. As células basalóides eram mitoticamente activas e observavam-se corpos apoptóticos. A neoplasia basalóide manifestava todas as caraterísticas de um carcinoma basocelular vulgar. No entanto, foram observadas alterações marcantes nas células claras no centro de grandes ninhos. As células claras tinham um aspeto marcante, com um único vacúolo grande no seu citoplasma e um núcleo escuro e condensado na periferia (fig. 9b). Não se observaram células claras com citoplasma espumoso-bolhoso ou núcleos estrelados. [107]

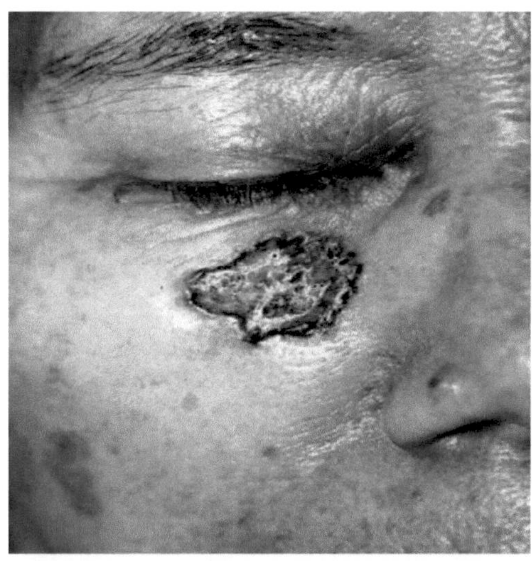

Figura 9a: Fotografia clínica. (Cortesia: Young Kim, Cho Bin, Chung Yang, Kim)

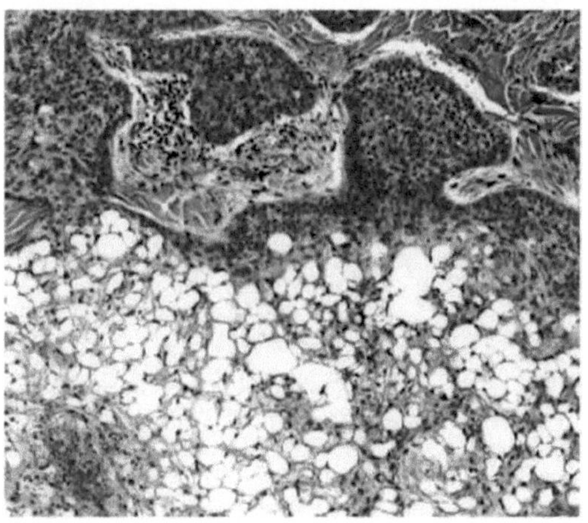

Figura 9b: Células claras pleomórficas com núcleo hipercromático condensado periférico. (Cortesia: Young Kim, Cho Bin, Chung Yang, Kim)

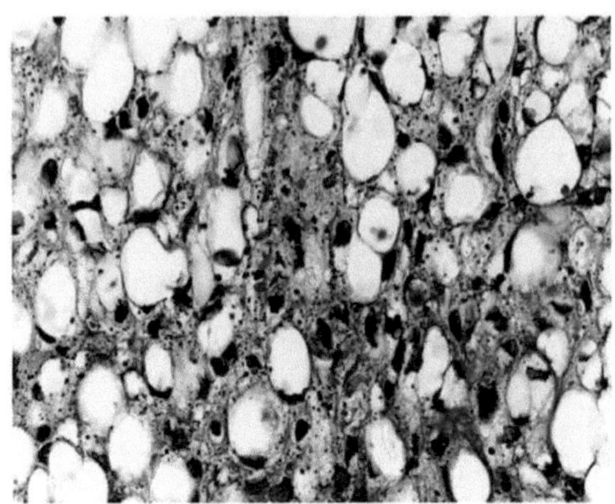

Figura 9c: O PAS sem diastase mostra glicogénio citoplasmático positivo em células claras. (Cortesia: Young Kim, Cho Bin, Chung Yang, Kim)

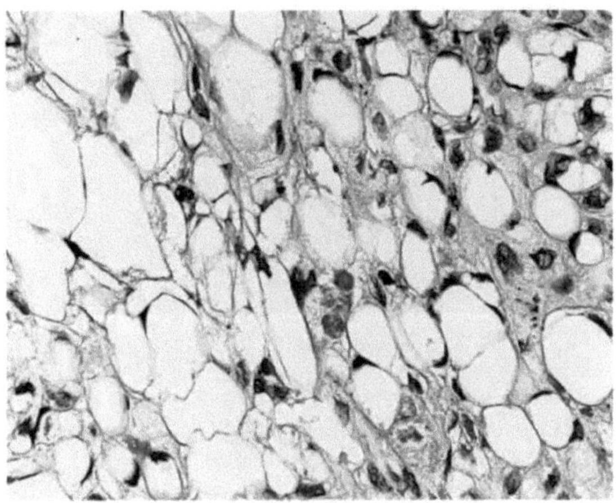

Figura 9d: O PAS com diastase é negativo, sugerindo a presença de glicogénio e não de mucina nas células claras. (Cortesia: Young Kim, Cho Bin, Chung Yang, Kim)

Manchas especiais

A maior parte do carcinoma basocelular de células claras mostrou a deposição de glicogénio, que foi positivo para PAS com uma natureza diastase-lábil, e alguns casos também demonstraram a deposição concomitante de mucopolissacárido sulfatado. No entanto, a deposição de sialomucina no

CBC de células claras ainda não foi registada (Fig. 9c, d).[108]

Diagnóstico diferencial

O diagnóstico diferencial do carcinoma basocelular de células claras inclui o carcinoma sebáceo, o carcinoma espinocelular de células claras, o porocarcinoma écrino, o hidroadenocarcinoma, o carcinoma tricilíndrico, o melanoma de células claras e o carcinoma renal de células claras metastático. As células do carcinoma sebáceo com citoplasma "espumoso-bolhoso" são positivas para lípidos na coloração com Oil Red O ou Sudan IV em tecido congelado e são positivas na coloração imunológica com EMA e CAM 5.2 (Fig. 9e). Pode estar presente uma pequena quantidade de glicogénio citoplasmático. O carcinoma espinocelular de células claras é caracterizado por evidência de alteração hidrópica das células neoplásicas com acumulação de líquido intracelular e apresenta áreas de diferenciação escamosa com focos de queratinização e pérolas de queratina. Ao contrário de outras neoplasias cutâneas de células claras, o líquido acumulado não se cora para glicogénio, lípidos ou mucina. As células claras do porocarcinoma écrino contêm glicogénio, demonstrado pelo citoplasma PAS positivo resistente à diastase. Para além disso, são positivas com a imunocoloração CEA e EMA. As células claras observadas no hidroadenocarcinoma écrino contêm glicogénio citoplasmático PAS positivo resistente à diastase. Também são positivas com a imunomarcação para CEA e proteína S-100. Em contraste, as células claras no carcinoma trichilemmal têm glicogénio abundante, mas apresentam CEA e EMA negativos. O subtipo de células claras do melanoma,

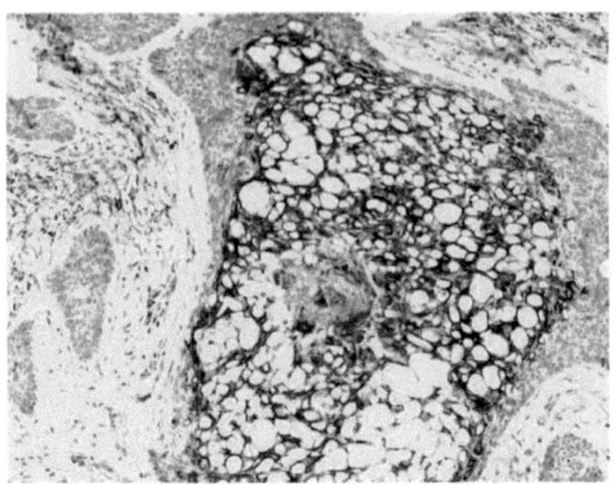

Figura 9e: As células claras são fortemente positivas para a coloração imunológica EMA. (Cortesia: Young Kim, Cho Bin, Chung Yang, Kim)

também conhecido como melanoma de células em balão, é normalmente positivo para S-100 e HMB-45. Por último, as células claras do carcinoma de células renais metastático contêm lípidos (corados com Oil Red O) e glicogénio, mas são negativas para CEA e proteína S-100.

Uma vez que as células claras do CBC de células claras apresentam uma coloração positiva para o glicogénio, a patogénese foi inicialmente sugerida como sendo devida à diferenciação trichilemmal. Hipóteses subsequentes sugeriram que os vacúolos grandes e transparentes ligados à membrana são fagolisossomas que contêm produtos de degradação de organelos intracelulares. No entanto, os mecanismos subjacentes responsáveis por este subtipo histológico de CBC são desconhecidos.[109]

Variante de células claras do carcinoma de células escamosas

Introdução

O carcinoma espinocelular da cabeça e do pescoço é uma das principais causas de morte a nível mundial. Os doentes com carcinomas da cabeça e do pescoço têm uma elevada incidência de uma segunda lesão primária. Embora a "cancerização de campo" tenha sido descrita pela primeira vez no CCEO, apenas alguns estudos se concentraram no carcinoma espinocelular primário multifocal da cavidade oral.[110] O carcinoma espinocelular claro é outra variante descrita pela primeira vez como carcinoma espinocelular com extensas alterações hidrópicas. As células têm um aspeto vítreo, devido à acumulação de líquido, e podem ser facilmente confundidas com o carcinoma de células sebáceas. O diferencial também inclui outros tumores de células claras, como o acantoma de células claras, o hidradenoma de células claras, o carcinoma metastático de células renais, o nevo de células em balão e o melanoma.[111]

Caraterísticas clínicas

O local mais comum de ocorrência do CCEO é a língua, seguida da mucosa bucal, da gengiva e da mucosa alveolar. Ocorre predominantemente no sexo masculino.

Caraterísticas histopatológicas

Lesão composta predominantemente por células claras malignas e poucas células escamosas.

As células claras invasoras têm uma forma redonda a poligonal, com uma auréola clara à volta dos seus núcleos e são caracterizadas microscopicamente pela ausência de coloração do seu citoplasma com hematoxilina e eosina. A opacidade citoplasmática é causada por alterações subcelulares, como a perda de organelos, a acumulação de glicogénio, mucina e lípidos ou pode ser devida a artefactos de fixação (Fig. 10a, b). Muitos factores podem potencialmente produzir lucência citoplasmática em secções fixadas em formalina que são coradas com hematoxilina e eosina.

Manchas especiais

As colorações com PAS e mucicarmina são utilizadas para excluir o tumor de origem odontogénica e de glândula salivar. A lesão é negativa para a vimentina, S-100 e HMB-45. Apresenta uma forte imunorreactividade positiva para o antigénio da membrana epitelial e para a citoqueratina 8 e 18.[110]

Tratamento

Excisão completa da lesão primária com esvaziamento bilateral do pescoço supraomohióideo.

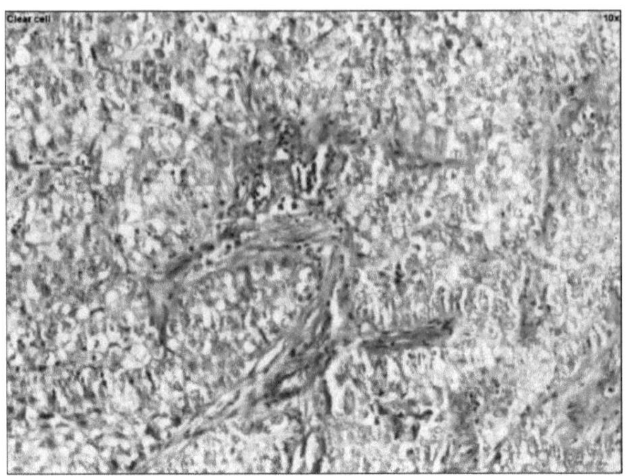

Figura 10a: Fotomicrografia mostrando lóbulos de células predominantemente claras que invadem o tecido conjuntivo (coloração H e E, ×40) (Cortesia: Ko Wn C, Lin Nen)

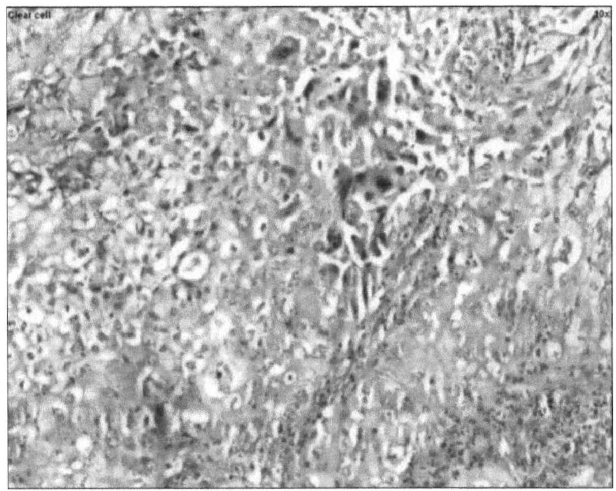

Figura 10b: Fotomicrografia mostrando camadas de células claras e células escamosas mostrando caraterísticas de malignidade (coloração H e E, ×40) (Cortesia: Ko Wn C, Lin Nen)

II). <u>METASTÁTICO</u>

1) Carcinoma de células renais

Os tumores metastáticos na cavidade oral são muito raros e representam aproximadamente 1% de todos os casos de neoplasias na cavidade oral. Na maioria dos casos, o tumor primário é conhecido, embora em um terço dos casos a metástase seja a primeira manifestação clínica. Os tumores primários mais comuns são o carcinoma do pulmão nos homens e o carcinoma da mama nas mulheres.[48] O carcinoma de células renais (CCR) é a terceira neoplasia mais frequente a metastizar para a região da cabeça e pescoço, precedido apenas pelo cancro da mama e do pulmão. As possíveis vias de metástase para a cavidade oral incluem as circulações arterial, venosa e linfática. No caso de metástases na cabeça e pescoço sem envolvimento pulmonar, existem várias teorias que abordam uma via de disseminação que evita a filtração vascular pulmonar. Estas incluem a disseminação através do plexo venoso de Batson ou através do ducto linfático torácico. O plexo paraespinhal de Batson é um sistema venoso sem válvulas que se estende do crânio ao sacro, permitindo que os êmbolos tumorais contornem o sistema venoso pulmonar com resistência mínima, resultando em metástases para a região da cabeça e do pescoço na ausência de lesões pulmonares óbvias.

Os relatos de CCR na região da cabeça e pescoço envolvem o nariz, a língua, os seios paranasais, a laringe, a mandíbula, o osso temporal, a glândula tiroide e as glândulas parótidas. A localização da metástase geralmente determina os sintomas apresentados.[19]

Caraterísticas clínicas

Representa cerca de 3% de todas as neoplasias malignas em adultos e é o cancro urológico mais letal. Apesar de ser pouco frequente, as metástases na região da cabeça e do pescoço podem estar associadas ao CCR em 8-15% dos casos. O nariz e os seios paranasais são os mais frequentemente afectados, seguidos da cavidade oral. Na cavidade oral, a língua é um alvo frequente de metástases de CCR, sendo raramente relatada a disseminação isolada para o pavimento da boca. As lesões na língua ou na zona do pavimento da boca podem causar dor intensa, hemorragia, dificuldade em comer e até obstrução oral completa. Infelizmente, as metástases do CCR na cavidade oral são geralmente uma manifestação de doença disseminada.[19] O CCR metastático tem frequentemente um comportamento semelhante ao da lesão renal primária em termos de morfologia e histologia. O risco de hemorragia após biópsia por aspiração com agulha fina de CCR no rim está bem documentado, com até 90% dos pacientes apresentando evidência de hemorragia perinefrética em imagens de TC e 5-7% desenvolvendo hemorragia clinicamente significativa. Por conseguinte, a suspeita clínica de metástases de CCR ou de outras lesões vasculares deve levar à realização de uma biópsia num ambiente controlado, caso ocorra uma hemorragia. [113]

Caraterísticas histológicas

Histologicamente, caracteriza-se pela presença de um ninho sólido de células epiteliais com citoplasma claro e núcleos hipercromáticos pequenos e redondos. Foi também observada uma rede vascular rica. A diferenciação entre tumores de células claras com microscopia ótica convencional pode ser um desafio. Pode ser especialmente difícil distinguir entre metástases de CCR e tumores malignos de células claras das glândulas salivares. Os carcinomas de células claras de origem nas glândulas salivares são geralmente ninhos de células claras divididas por células finas,

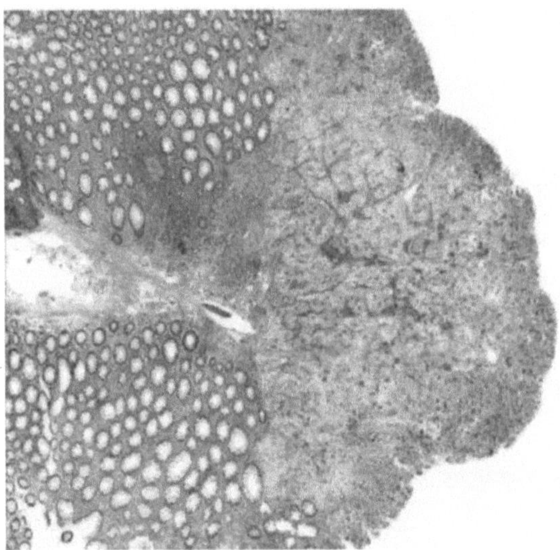

Figura 11a: Tumor disposto em ninho com infiltrado difuso de células claras. (Cortesia: Rodriguez, Gonzalez-Garcia, Mateo-Arias)

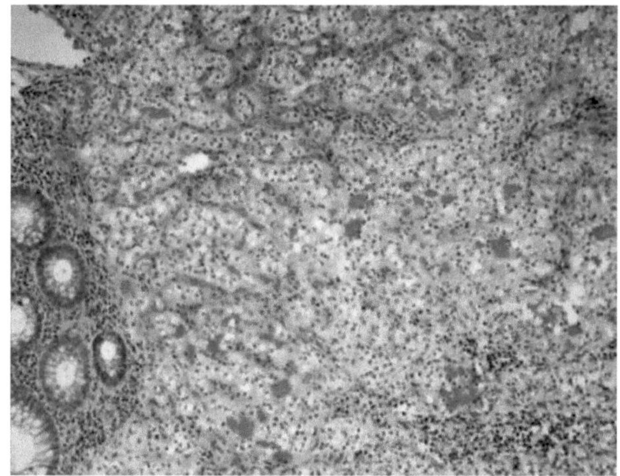

Figura 11b: Tumor positivo para citoqueratina, CD10 e vimentina. (Cortesia: Rodriguez, Gonzalez-Garcia, Mateo-Arias) septos conjuntivos fibrosos e tecido vascular irregular (Fig.11a,b). A coloração imuno-histoquímica ajuda a fazer esta distinção, com as metástases de CCR a apresentarem positividade focal para a citoqueratina (em comparação com os cancros das glândulas salivares menores que apresentam positividade difusa) e uma forte reação para a vimentina.[48]

Tratamento

O tratamento de metástases de adenocarcinoma renal na cabeça e no pescoço é direcionado principalmente para a paliação. A excisão tem sido efectuada principalmente para controlar a dor e evitar hemorragias e infecções. Azam et al. descrevem a remoção cirúrgica de uma lesão metastática de crescimento rápido na língua, a fim de aliviar a dor e permitir que o paciente engula. De seguida, administraram radioterapia na cavidade oral numa dose de 60 Grays para tratar qualquer doença microscópica remanescente. Embora o CCR seja tradicionalmente conhecido como um tumor radiorresistente, a radioterapia pode ajudar a controlar os sintomas locais durante alguns meses. Existem poucos dados sobre a utilização de terapia sistémica no caso de metástases de CCR na cavidade oral. Kyan e Kato relatam a ressecção cirúrgica de uma massa lingual seguida da administração de interferon-alfa e interleucina-II sem recidiva da doença em 2 anos. Ainda assim, a maioria dos doentes morre no prazo de 1 ano após a deteção de metástases na cabeça e pescoço; por conseguinte, as decisões terapêuticas devem maximizar o conforto e minimizar a morbilidade, tendo em conta o mau prognóstico a longo prazo nesta fase da doença.[114]

Neste doente, é interessante saber se outras medidas tomadas aquando do diagnóstico inicial e do período de tratamento podem ter retardado a progressão da doença ou prolongado a sobrevivência. É certo que o achado de envolvimento dos gânglios linfáticos resulta num mau prognóstico, com taxas de sobrevivência aos 5 e 10 anos semelhantes às dos doentes com metástases sistémicas (5-30% e 0-5%, respetivamente). Foi sugerido que uma dissecção alargada dos gânglios linfáticos beneficiaria os doentes com envolvimento precoce, isolado ou microscópico dos gânglios. No entanto, isto continua a ser controverso, com uma falta de dados aleatórios que sustentem qualquer vantagem em termos de sobrevivência'[48]

A terapia imunológica após nefrectomia radical no contexto de doença metastática pode melhorar o tempo até à progressão em doentes devidamente selecionados. Ensaios prospectivos demonstraram que, em doentes com doença metastática síncrona, a nefrectomia citorredutora e uma citocina sistémica proporcionam uma vantagem de sobrevivência distinta em relação aos doentes tratados apenas com imunoterapia. Infelizmente, as respostas completas e duradouras com a terapêutica sistémica são pouco frequentes e a toxicidade significativa dos agentes imunológicos pode limitar a sua utilização.[113]

2) Carcinoma hepatocelular

O carcinoma hepatocelular (CHC) é uma neoplasia maligna comum em todo o mundo. A metástase extra-hepática do CHC ocorre em cerca de 30-50% dos casos de CHC. O local mais comum de metastização é o pulmão e, menos frequentemente, os gânglios linfáticos e os ossos. O carcinoma metastático da cavidade oral é muito raro. O carcinoma hepatocelular de células claras é uma variante pouco comum nas grandes séries de CHC. O CHC de células claras é predominantemente composto por células com citoplasma claro que não se coram com as colorações de hematoxilina e eosina.[45] O diagnóstico patológico de CHC metastático em local metastático extra-hepático pode ser efectuado com relativa facilidade em doentes com CHC. No entanto, o diagnóstico de CHC em locais metastáticos com CHC não detectado é difícil. As histologias do CHC mostram padrões sinusoidais, trabeculares e pseudoglandulares compostos por células acidófilas. A deteção da bílis é um fator de confirmação do CHC. O CHC só pode ser detectado numa preparação HE. No entanto, os estudos imuno-histoquímicos são de grande valor e podem confirmar ainda mais o diagnóstico de CHC. A diferenciação morfológica dos carcinomas hepatocelulares de células claras é dificilmente diferenciada de outros tumores de células claras sem o auxílio de coloração imuno-histoquímica.[35] O padrão negativo de CK 7 e CK 20 é encontrado num conjunto muito restrito de tumores, incluindo CHC, CCR, carcinoma neuroendócrino e carcinoma prostático. O Hepatocyte paraffin 1 (HepPar1) é um anticorpo monoclonal que reage com hepatócitos e pode ser utilizado para o diagnóstico diferencial de tumores hepáticos. O HepPar1, por si só, é 82% sensível e 90% específico na deteção de CHC.[115] A AFP é um marcador específico do CHC e do tumor do saco vitelino. As citoqueratinas são marcadores epiteliais. A expressão de p53 indica mutações de p53 e é um marcador de malignidade. A marcação com Ki-67 indica a atividade proliferativa das células. O HepPar-1 e a AFP foram muito úteis no diagnóstico do CHC. A expressão de P53 e a marcação elevada de Ki-67 foram ferramentas úteis para indicar a natureza maligna do CHC.

3. Carcinoma da próstata

Introdução

Cerca de 1% de todos os tipos de cancro oral são lesões metastáticas de um tumor primário com origem noutra parte do corpo. Existe uma maior incidência de lesões de tecidos duros de tumores metastáticos para a região maxilofacial do que de lesões de tecidos moles. O local primário do tumor difere entre os géneros. O cancro da mama é o cancro oral metastático mais frequente nas mulheres e o cancro do pulmão, seguido do cancro da próstata, é o tumor metastático mais frequente nos homens. O osso mais frequentemente afetado na região maxilofacial é a mandíbula e a localização mais frequente é a região molar. Na maioria dos doentes que apresentam uma metástase oral, o tumor primário foi geralmente bem diagnosticado e tratado. No entanto, num pequeno número de doentes, a metástase oral representa o achado inicial que, em última análise, leva à deteção de uma lesão maligna oculta. A frequência das lesões orais metastáticas é baixa e é uma das razões pelas quais podem constituir um desafio diagnóstico difícil.[116]

Caraterísticas clínicas

Incluem um rápido desenvolvimento de inchaço, dor e parestesia. O sinal mais frequente de parestesia numa metástase mandibular localiza-se na área inervada pelo nervo dentário alveolar mandibular (1, 7- 9). O aumento de volume do osso com uma lesão metastática, em alguns casos, está frequentemente associado a mobilidade dentária e/ou trismo.[116]

Caraterísticas radiográficas

A maioria dos doentes apresenta uma imagem radiopaca ou mista e uma minoria dos casos uma zona radiolúcida ou mesmo a ausência de qualquer evidência radiográfica. Neste caso, a expressão radiográfica da lesão foi um tecido ósseo irregular com osteólise recente. Esta diferença dificultou o diagnóstico, uma vez que outras metástases de tumores primários apresentam sinais radiográficos típicos mais patognomónicos que podem, em última análise, conduzir a um diagnóstico mais preciso, como é o caso do tumor de células claras nas metástases de cancro do rim.

Caraterísticas histopatológicas

Revela a presença de células atípicas e mitose juntamente com tecido alveolar infiltrado com adenocarcinoma, compatível com carcinoma prostático. Estroma infiltrado por túbulos e colunas de células atípicas com citoplasma claro e núcleos hipercromáticos.[117]

Tratamento

Radioterapia, que geralmente diminui a dor e evita a perda funcional. Geralmente, o prognóstico nestes doentes é negativo.[117]

4. Carcinoma da tiroide

As metástases do carcinoma renal de células claras para a glândula tiroide descobertas durante a vida do doente são relativamente raras. Friberg e Kinnman, em 1969, encontraram apenas 28 casos relatados de metástases para a glândula tiroide. A incidência de metástases do carcinoma renal para a tiroide descobertas na autópsia é muito mais elevada; Shimaoka, Sokal e Pickren, em 1962, descobriram que esta incidência era de 12%. A incidência depende provavelmente da minúcia com que os depósitos metastáticos são procurados na glândula tiroide. No entanto, as metástases na tiroide podem ser a única manifestação biologicamente ativa do estado neoplásico, pelo que a extirpação cirúrgica está indicada. Uma metástase isolada de tumor renal para a glândula tiroide aparece como um nódulo "frio" solitário num exame ou pode ser diagnosticada por ultrassonografia. As metástases da tiroide podem ocorrer em qualquer altura durante o crescimento de um adenocarcinoma renal; os intervalos de latência podem ir até 23 anos. Se se souber que o doente tem um carcinoma renal, o patologista deve providenciar colorações de gordura e microscopia eletrónica para mostrar o carácter do tumor da tiroide. Outro ponto de discussão tem sido a questão de saber se o carcinoma metastático tende a aparecer numa tiroide normal ou numa tiroide anormal. As anomalias da tiroide relatadas foram o bócio coloide ou adenomatoso e a tiroidite. A metástase tiroideia do carcinoma renal de células claras mostra histopatologicamente células tumorais vacuoladas em ninhos e cordões rodeados por uma banda de tecido fibroso. A micrografia eletrónica das células tumorais metastáticas mostra microvilosidades, vacúolos de gordura e glicogénio finamente granular que suportam a origem renal do tumor. São reconhecidos dois factores de prognóstico nas metástases da tiroide do adenocarcinoma renal. Em primeiro lugar, a duração da sobrevivência está indiretamente relacionada com o intervalo livre de tumor, embora o intervalo não possa ser determinado se a disseminação do tumor tiver sido diagnosticada previamente ou concomitantemente. O segundo e principal fator é o carácter da metástase, com uma metástase isolada que é completamente excisada, o prognóstico a longo prazo é favorável. Assim, após um diagnóstico correto, que por vezes requer estudos patológicos extensos, a gestão cirúrgica pode ser bem sucedida no tratamento deste tipo de metástases tumorais solitárias.

MESENQUIMAL

1. Variante de células claras do condrossarcoma

Introdução

Aproximadamente 1% a 3% de todos os condrossarcomas ocorrem na área da cabeça e do pescoço e surgem frequentemente na maxila, mandíbula, crânio, vértebras cervicais, cavidade nasal e laringe. O condrossarcoma de células claras é uma variante extremamente rara do condrossarcoma que representa cerca de 2% de todos os condrossarcomas.[18] e que se caracteriza pela presença de células gigantes benignas, células claras e áreas de células pleomórficas numa matriz cartilaginosa. No passado, os tumores com uma histomorfologia semelhante foram registados como condroblastoma maligno, sarcoma condroblástico e tumor condroblástico atípico de baixo grau de malignidade. É importante distinguir este tumor do condrossarcoma convencional porque o condrossarcoma de células claras tem uma natureza de crescimento lento e os doentes podem ser curados por excisão local radical.

Caraterísticas clínicas.

Este tumor mesenquimal afecta normalmente a região epifisária ou a apófise dos ossos longos, em especial do fémur e do úmero. Os doentes encontram-se mais na terceira, quarta ou quinta década de vida. A dor local é o sintoma predominante e a duração da dor é superior a 1,5 anos em muitos casos. Em várias séries de casos de condrossarcoma de células claras, observa-se um predomínio definitivo do sexo masculino. Muitos condrossarcomas de células claras são intracompartimentais e não extracompartimentais, pelo que expandem os ossos sem permear o córtex. Também, à semelhança de outras neoplasias mesenquimatosas primárias, retêm a "zona de Grenz" (submucosa superficial sem tumor logo abaixo do epitélio).[18]

Caraterísticas radiográficas

A aparência radiográfica do condrossarcoma de células claras é geralmente uma lesão expansiva destrutiva osteolítica com margens nítidas; no entanto, em tumores maiores, as margens tornam-se mal definidas. Ocasionalmente, também são identificadas densidades pontuais no interior do tumor. O condrossarcoma de células claras é frequentemente diagnosticado como condroblastoma radiográfica e histologicamente na literatura e pode ser a sua contraparte maligna.

Caraterísticas histopatológicas

Lesão composta por células monomórficas claras com um pequeno núcleo central e limites citoplasmáticos distintos. Estas células infiltram-se nos espaços medulares do osso esponjoso pré-existente. Algumas das células claras apresentavam um citoplasma ligeiramente acidófilo e era possível identificar transições entre as células claras e as áreas em que as células se encontravam numa matriz condroide e apresentavam hipercromatismo, pleomorfismo e múltiplos núcleos em lacunas. Existe também uma transição entre as células claras e os campos de células mesenquimatosas fusiformes (fig.12). As células gigantes multinucleadas encontram-se dispersas entre as células fusiformes e rodeadas de espículas ósseas. A maior parte do tumor é composta por células claras monomórficas com um núcleo uniforme, nas quais existem áreas de células cartilaginosas pleomórficas e também áreas de células mesenquimatosas fusiformes.[26]

Unni e os seus colegas discutiram a relação entre o condrossarcoma de células claras e o condroblastoma - uma relação que poderia existir devido à semelhança na localização e a algumas caraterísticas histológicas idênticas. Considera-se que o condrossarcoma de células claras pode ser um condroblastoma que sofreu uma alteração maligna. Os condroblastomas não foram relatados na maxila ou no esqueleto nasal. Apenas foram observados casos no côndilo mandibular.[26]

A nível molecular, estudos recentes demonstraram a presença de cópias extra do cromossoma 20 e a perda ou rearranjos de 9p no condrossarcoma de células claras. Além disso, foi encontrada a expressão de PTHLH, PDGFIHH, fator de transcrição 2 relacionado com Runt. A positividade generalizada para a metaloproteinase de matriz 2 (MMP2) foi demonstrada em alguns casos relatados de condrossarcoma de células claras com comportamento clínico agressivo. Park et al. investigaram o papel do p53 na patogénese deste tumor. Mostraram que uma alteração genética do p53 é um acontecimento raro, enquanto a sua sobreexpressão pode ocorrer numa percentagem substancial de condrossarcoma de células claras. A perda alélica no cromossoma 18q21 foi encontrada no caso laríngeo de condrossarcoma de células claras. Até à data, este facto não foi descrito para os condrossarcomas. Por esse motivo, são necessárias mais investigações no futuro para determinar a genética do condrossarcoma de células claras da cabeça e do pescoço.[18]

Devido à raridade na área da cabeça e do pescoço, o diagnóstico de condrossarcoma de células claras tem de ser confirmado pelo aspeto à microscopia ótica, presença de glicogénio (na maioria dos casos), expressão da proteína S-100 e colagénio tipo II, que é uma caraterística do condrossarcoma de células claras, por imunohistoquímica.

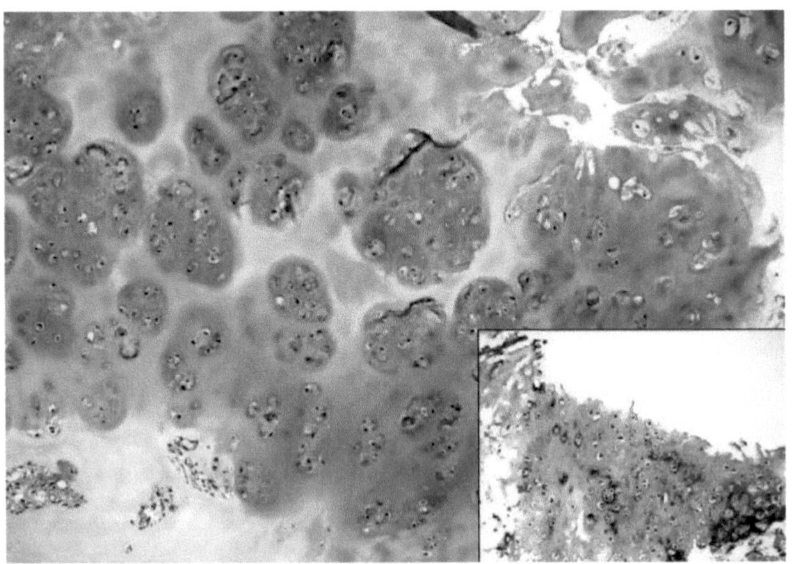

Figura 12: O condrossarcoma apresenta lóbulos de células grandes com bordos distintos com citoplasma claro a granular H & E X 10. (Cortesia: Slootweg)

Tratamento

A ressecção cirúrgica ampla e agressiva é o ponto crítico no tratamento do condrossarcoma da cabeça e pescoço e resulta num prognóstico favorável. As metástases não são comuns no condrossarcoma da cabeça e do pescoço. A taxa de sobrevivência a 5 anos para o condrossarcoma da cabeça e do pescoço varia entre 43% e 95%. A variante de células claras é um sarcoma distinto de baixo grau com potencial para recorrência local ou metástases à distância. A taxa de recorrência de 19% foi descrita em algumas séries de casos desse tumor. Foi afirmado que, independentemente do estádio do tumor, é necessária uma ampla margem de osso normal e de tecidos moles em redor da lesão ressecada para obter um controlo local adequado.[26]

2. Derivados de adipócitos - Lipoma e Lipossarcoma

Lipoma

Introdução

Tumores benignos comuns, de crescimento lento e de tecidos moles mesenquimatosos, de tecido adiposo maduro; no entanto, são relativamente pouco frequentes na região oral e maxilofacial· Envolvem a região da cabeça e do pescoço em 13% dos casos e pensa-se que a sua incidência global na cavidade oral se situa entre 1% e 4,4% de todas as lesões orais benignas, sendo alegadamente mais elevada numa pequena série. A primeira descrição de uma lesão oral foi feita em 1848 por ROUX numa revisão de massas alveolares; referiu-se a ela como uma "epúlide amarela" (herniação de gordura na mucosa bucal).[118]

Caraterísticas clínicas

Os lipomas orais podem ocorrer em vários locais anatómicos, incluindo as glândulas salivares major, a mucosa bucal, o lábio, a língua, o palato e o vestíbulo, o pavimento da boca intraósseo e a glândula parótida· Numerosos relatos de casos descreveram o lipoma e as suas variantes em vários locais, predominantemente na língua. Pode ser único ou múltiplo e pode ocorrer como um tumor superficial ou profundo. Em todos os locais específicos, os tumores ocorreram predominantemente no sexo masculino. A idade média geral foi de 51,9 anos, variando de 9 a 92 anos. O tamanho médio dos tumores foi de 2,2 centímetros, sendo o maior de 8,0 centímetros na mucosa bucal. Enquanto a maioria das lesões são anomalias do desenvolvimento, as que ocorrem na região maxilofacial geralmente surgem tardiamente e presume-se que sejam neoplasias de adipócitos, ocasionalmente associadas a traumas.· Morfologicamente, os lipomas intra-orais podem ser classificados como forma difusa, afetando os tecidos mais profundos, e forma superficial e encapsulada. A forma superficial apresenta-se como uma lesão única ou lobulada, indolor, unida por uma base séssil ou pedunculada. A superfície apresenta uma descoloração amarela e os lipomas, bem encapsulados, podem mover-se livremente sob a mucosa. Aparentemente, as células do lipoma diferem metabolicamente das células adiposas normais, apesar de serem histologicamente semelhantes. Assim, uma pessoa que esteja a fazer uma dieta de fome perderá gordura dos depósitos de gordura normais do corpo, mas não dos lipomas. Além disso, os precursores de ácidos gordos são incorporados mais rapidamente na gordura do lipoma do que na gordura normal, enquanto a atividade da lipase lipoproteica é reduzida.[119, 120]

Caraterísticas histopatológicas

Em termos grosseiros, os tumores foram descritos como circunscritos, encapsulados e firmes a borrachudos com uma superfície de corte oleosa amarela e bronzeada. Ocasionalmente, existiam áreas semelhantes a quistos ou mucóides. Histologicamente, os lipomas clássicos eram compostos por tecido adiposo encapsulado, maduro, com adipócitos de tamanho variável. Não foi identificada qualquer atipia citológica. O lipoma difere pouco, em termos de aspeto microscópico, das células adiposas circundantes, mas as células variam ligeiramente em tamanho e forma e são um pouco maiores, medindo até 200 μm de diâmetro (fig. 13a, b). Os núcleos são bastante uniformes, mas a presença de uma célula rara com ligeira uniformidade, mas a presença de uma célula rara com ligeira atipia é ainda compatível com um diagnóstico benigno.[121]

Os lipomas subcutâneos são normalmente encapsulados de forma fina e têm um padrão lobular distinto. Os lipomas de localização profunda têm uma configuração mais irregular, dependendo em grande medida do local de origem. Todos são vascularizados, mas em condições orais a rede vascular é comprimida pelos lipócitos distendidos e não é claramente discernível.

Os lipomas são ocasionalmente alterados pela mistura de outros elementos mesenquimatosos que constituem uma parte intrínseca do tumor. O mais comum destes elementos é o tecido conjuntivo fibroso, que é frequentemente hialinizado e pode ou não estar associado à cápsula ou aos septos fibrosos. Os lipomas com estas caraterísticas são frequentemente classificados como fibrolipomas. Os lipomas escleróticos têm uma predileção por ocorrer no couro cabeludo ou nas mãos de homens jovens e são compostos predominantemente por tecido fibroso esclerótico com apenas áreas lipocíticas focais.[120]

Nos mixolipomas, uma parte do tumor é substituída por substâncias mucóides que se coram bem com azul de alcian e são removidas ou despolimerizadas por tratamento prévio das secções com hialuronidase testicular. Algumas destas lesões têm uma abundância de vasos sanguíneos de paredes finas e espessas e foram denominadas mixolipoma vascular ou angiomixolipoma.[120]

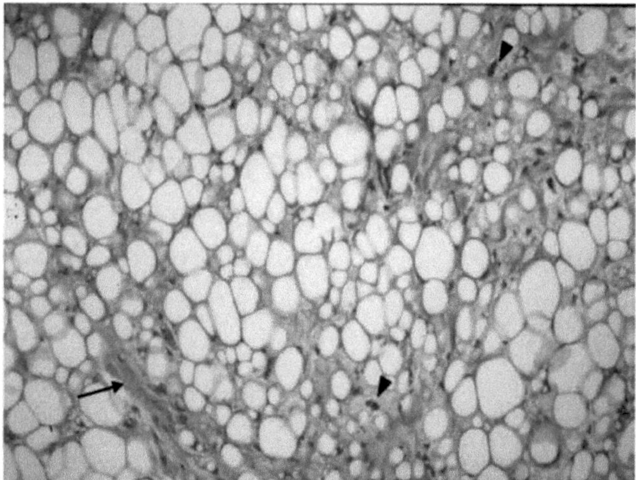

Figura 13a: Fotomicrografia mostrando tecido adiposo adulto composto por células claras de tamanho variável separadas por septos fibrosos (setas)40X. (Cortesia: Andrew e Albert)

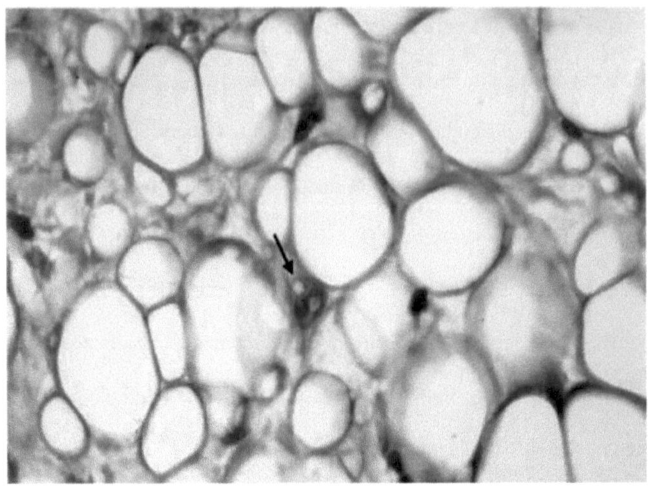

Figura 13b: Vacúolos intranucleares claros também podem ser vistos nestas células (seta) (hematoxilina e eosina, ampliação original X 400). (Cortesia: Andrew e Albert)

A metaplasia cartilaginosa ou óssea (condrolipoma, lipoma ósseo) é rara e encontra-se principalmente em lipomas de grandes dimensões e de longa duração. Alguns patologistas preferem classificar estas variantes de lipoma como mesenquimomas benignos.[121]

O miolipoma, que tem um componente distinto de músculo liso, e o lipoma condroide, um tumor que apresenta caraterísticas tanto de condrolipoma como de hibernoma, são discutidos abaixo como entidades separadas

Ocasionalmente, ocorrem alterações secundárias em resultado de um fornecimento insuficiente de sangue ou de uma lesão traumática. A isquemia prolongada pode levar a infarto, hemorragia e calcificação e pode terminar em alterações semelhantes a cistos. Do mesmo modo, a infeção ou o traumatismo podem causar necrose da gordura e liquefação local da gordura, um processo marcado pela atividade fagocitária e pela formação de quistos lipídicos.[122]

Lipossarcoma (LS)

Introdução

O lipossarcoma é um dos sarcomas de tecidos moles mais comuns na idade adulta, com uma incidência anual estimada em 2,5 por milhão numa população sueca e uma incidência relativa entre outros sarcomas que varia entre 9,8% e 16%, ocorrendo predominantemente no retroperitoneu e nas extremidades. A ocorrência de LS na região da cabeça e pescoço é rara, compreendendo 5,6-9% de todos os casos. Os LS da cavidade oral são ainda menos frequentes, constituindo cerca de 10% de todos os casos na cabeça e pescoço. Incluídos na categoria geral de lipossarcoma estão vários subtipos que são histologicamente, biologicamente, citogeneticamente e por análises moleculares, distintos uns dos outros. Estes subtipos variam em termos de comportamento, desde neoplasias não metastizantes (por exemplo, lipossarcoma bem diferenciado) até sarcomas de alto grau com potencial metastático total (por exemplo, lipossarcoma de células redondas, lipossarcoma pleomórfico).[122]

A classificação histológica do LS tem significado prognóstico e inclui três categorias principais: 1) Tumores lipomatosos atípicos (ALT), incluindo lipossarcoma bem diferenciado (WDLS), 2) Lipoma atípico e lipoma pleomórfico; mixoide/célula redonda; 3) LS pleomórfico. Esta classificação, baseada em caraterísticas morfológicas, é ainda apoiada por anomalias citogenéticas distintas.[123]

Caraterísticas clínicas

O ALT e o LS mixoide/células redondas têm o prognóstico mais favorável. Os ALT são um grupo de neoplasias de crescimento lento e sem metástases que se apresentam maioritariamente como um tumor submucoso

massa ou inchaço, localizado fora do tecido subcutâneo do pescoço, ombro e costas.

Caraterísticas histopatológicas

Macroscopicamente, as ALT são lesões multilobulares de grandes dimensões que variam em cor desde o amarelo profundo até ao marfim. Os tumores subcutâneos são frequentemente bem circunscritos, enquanto os localizados mais profundamente na mucosa tendem a ser infiltrativos. Microscopicamente, os tumores são parcialmente compostos por células adiposas adultas de tamanho variável, dispostas em lóbulos separados por septos fibrosos. Está quase sempre presente um componente variável de tecido fibroso e/ou mixoide, que normalmente alberga células tumorais com núcleos aumentados, densos e atípicos. Estas células também podem estar dispersas no tecido adiposo adulto, mas, independentemente da sua localização, a sua presença é obrigatória para o diagnóstico de ALT. O citoplasma das células atípicas pode conter um ou mais vacúolos claros que distorcem o núcleo e lhe conferem um aspeto irregular. Por vezes, podem ser observadas pseudo-inclusões claras no interior do núcleo. Estas caraterísticas morfológicas preenchem os requisitos para uma célula lipoblástica. No entanto, também podem ser encontradas células atípicas que não apresentam vacúolos citoplasmáticos claros, mas sim uma forma fusiforme.

Os LS mixóides/células redondas são tumores gordos de celularidade variável que, classicamente, contêm células lipogénicas pequenas e uniformes, em "anel de sinete", inseridas numa matriz mixoide, numerosos capilares arqueados arborizados e células não lipogénicas pequenas e uniformes com citoplasma escasso. Podem também estar presentes áreas significativas de gordura madura. O LS pleomórfico, o menos comum, subdivide-se ainda em duas formas histológicas distintas, o histiocitoma fibroso maligno e o pleomórfico rico em células gigantes. Recentemente, o LS/ALT na cavidade oral foi revisto, com ênfase nas caraterísticas histopatológicas. Em 50% dos casos, a localização oral mais comum foi a língua. Em toda a cavidade oral, o ALT foi a variante predominante (91,3%), e o tipo mixoide/células redondas e o LS desdiferenciado representaram apenas alguns tumores (4,3% cada). Esta distribuição é marcadamente diferente da do LS noutras localizações do corpo, onde o tipo mixoide/células redondas representa cerca de 50% do LS. Também é diferente da distribuição do LS na região da cabeça e pescoço, onde 40% eram do tipo mixoide/células redondas, 32% do tipo ALT e 28% pleomórfico.[122]

A ALT é ainda subdividida em três subtipos microscópicos, lipoma-like, esclerosante e inflamatório, todos apresentando comportamento biológico semelhante. Na ALT da língua, o subtipo lipoma-like foi predominante, embora algumas lesões exibissem uma mistura dos subtipos lipoma-like e esclerosante.

O diagnóstico de ALT é direto quando as lesões apresentam caraterísticas clássicas. No entanto, as lesões que demonstram um componente esclerosante acentuado ou células fusiformes atípicas hipercromáticas predominantes podem estar sujeitas a consequências e a diagnósticos incorrectos, tanto com tumores lipomatosos como não lipomatosos. As caraterísticas morfológicas mais significativas que favorecem o diagnóstico de LS do tipo ALT são a variação do tamanho dos adipócitos, os lipoblastos bi e multi-vacuolados e as células atípicas do estroma com núcleos hipercromáticos aumentados, localizadas nos septos fibrosos, entre os adipócitos e nas paredes dos vasos sanguíneos. No entanto, deve salientar-se que as células lipoblásticas multi-vacuoladas não estão estritamente confinadas a tumores malignos, podendo também ser encontradas em tumores lipomatosos benignos. Por conseguinte, pode haver casos em que as lesões lipomatosas benignas possam ser excessivamente diagnosticadas como ALT. [123]

O lipoma intramuscular demonstra habitualmente uma infiltração local no tecido muscular adjacente e, além disso, as células atróficas e degeneradas do músculo esquelético que lhe estão associadas podem assemelhar-se a células atípicas semelhantes às encontradas na ALT. A coloração imunohistoquímica para marcadores de células musculares (por exemplo, desmina) pode ajudar a chegar ao diagnóstico correto.

Outras lesões lipomatosas benignas, como o lipoma com necrose gorda e o lipoma com lochkern, podem conter células semelhantes a lipoblastos com vacúolos citoplasmáticos e intranucleares, respetivamente.[122]

Manchas especiais

O preto de Sudão, uma coloração especial, é utilizado para a confirmação do diagnóstico. A imunohistoquímica tem normalmente um valor limitado no que diz respeito ao diagnóstico preciso do LS, uma vez que se acredita que um exame minucioso das secções finas de hematoxilina e eosina de rotina desempenha um papel fundamental. As células adiposas no LS são normalmente fortemente positivas para os anticorpos vimentina e S-100. No entanto, continua a haver controvérsia relativamente à S-100

positividade do componente de células fusiformes. Contudo, no lipoma de células fusiformes, as células fusiformes são normalmente positivas para vimentina, bcl-2 e CD-34.

Os marcadores citogenéticos devem ser utilizados quando nem as caraterísticas morfológicas de hematoxilina e eosina nem as colorações imunohistoquímicas conduzem a um diagnóstico definitivo. Um marcador gigante e um cromossoma em anel (Rgc) caracterizam a ALT. Nos tumores lipomatosos benignos, estes marcadores citogenéticos são extremamente raros. A variante mixoide/células redondas apresenta geralmente uma translocação caraterística t(12;16) que funde os genes TLS e CHOP e os genes FUS e CHOP, respetivamente. [122]

Tratamento

O tratamento de eleição para todos os locais do corpo, incluindo a cavidade oral, é uma excisão cirúrgica ampla com margens não envolvidas. Noutras partes do corpo, a excisão cirúrgica incompleta foi associada a aproximadamente 80% de recorrência local ou metástases à distância, em comparação com apenas 17% após a excisão completa.[122]

3. Sarcoma de células claras

Introdução

O sarcoma de células claras (SCC) é uma neoplasia rara que foi descrita pela primeira vez por Enzinger em 1965 e que se caracteriza por um diagnóstico diferencial clínico e histológico difícil. A entidade do CCS é também conhecida como *melanoma maligno de partes moles* e representa cerca de 1% dos tumores de tecidos moles. Devido à presença de melanina, pré-melanossomas, proteína S-100 e à tendência para metástases nodais regionais, foi sugerido que esta entidade pode ser considerada como melanoma em vez de sarcoma dos tecidos moles. No entanto, apesar destas semelhanças, o CCS e o melanoma devem ser considerados duas entidades distintas. Ao contrário dos melanomas, a maioria dos tumores CCS é caracterizada por uma translocação cromossómica recorrente, t(12; 22), que resulta na fusão do gene EWS em 22q12 com o gene ATF1 em 12q13. De acordo com alguns autores, *sarcoma de células claras dos tendões e aponeuroses* deve ser o nome correto para este tumor raro, para evitar confusão com o CCS do rim e outras neoplasias de células claras e fusiformes.[52]

Caraterísticas clínicas

O CCS mostra uma predileção pelos tecidos moles profundos das extremidades inferiores, perto do tendão, fáscia ou aponeuroses. Os principais locais de ocorrência da neoplasia são as extremidades, especialmente a região do pé e do tornozelo. As regiões da cabeça, pescoço e tronco só raramente são afectadas. Caracteriza-se por uma massa indolor de crescimento lento, que ocorre preferencialmente em adolescentes e adultos jovens, sobretudo do sexo feminino, e está associada a uma elevada propensão para a recorrência local, linfonodomegalia regional

[15] metástases e metástases à distância.

Caraterísticas histopatológicas

Histologicamente, a amostra cutânea demonstrou um envolvimento epidérmico semelhante ao MM. Predominantemente, o tumor é composto por células ovais a poligonais com citoplasmas claros e núcleos alargados, irregulares, hipercromáticos com nucléolos. As células tumorais estão dispostas em placas ou pequenos ninhos. Observa-se atividade juncional no tumor, com ninhos de células melanocíticas em proliferação que apresentam atipia citológica na camada basal. Nas margens laterais, os melanócitos atípicos aninhavam-se na junção dermoepidérmica, mostrando caraterísticas de um nevo remanescente na amostra. Na derme, as células estão dispostas em ninhos separados por tecido conjuntivo fibroso, mostrando um padrão alveolar.[124]

Análise imunohistoquímica

Foi sugerido que o CCS pode ser diagnosticado de forma conclusiva utilizando citologia, imunohistoquímica (colorações HMB-45+ e S-100+), análise citogenética (demonstrando a translocação específica) e microscopia eletrónica (para fornecer provas ultra-estruturais da presença de melanossomas). No entanto, o CCS partilha um perfil imuno-histoquímico semelhante ao do MM, com duas excepções: (i) o CD68 é mais específico para o MM e não foi reportado como positivo no CCS, e (ii) o CCS apresenta ocasionalmente positividade para a cromogranina, o que não acontece com o MM. Sabe-se que muitos sarcomas apresentam translocações e fusões de genes de grande valor para o diagnóstico específico. A translocação caraterística t (12; 22) (q13; q12) tem sido considerada patognomónica para o CCS. Esta translocação foi identificada em 70-90% dos casos de CCS através de estudos citogenéticos e da reação em cadeia da polimerase com transcriptase reversa. No entanto, este rearranjo citogenético é caraterístico, mas não totalmente exclusivo do CCS, uma vez que genes de fusão semelhantes também podem ser encontrados no histiocitoma fibroso angiomatóide. Até à data, esta translocação não foi identificada no MM cutâneo. No entanto, a instabilidade de microssatélites (uma variação nos comprimentos de segmentos curtos repetidos de ADN no genoma) e as alterações genéticas que envolvem os cromossomas 1, 5 e 6 têm sido implicadas na patogénese do MM, mas são raras ou ausentes no CCS.[124]

Prognóstico

A distinção entre o CCS e o MM metastático é importante devido ao tratamento e prognóstico diferentes. A raridade do CCS torna difícil tirar conclusões sobre os factores de prognóstico. O tamanho do tumor ≥ 5 cm, a presença de necrose e, talvez, o índice de ADN foram considerados factores de mau prognóstico. Foram registados gânglios linfáticos regionais ou metástases pulmonares num terço dos doentes. As taxas de sobrevivência a cinco anos foram estimadas em 48-67%.[52]

4. Sarcoma das partes moles alveolares

O sarcoma das partes moles alveolares (ASPS) é um tumor muito raro, de crescimento lento e altamente angiogénico (formador de vasos) que pode ocorrer em qualquer grupo etário. Encontra-se mais frequentemente em jovens adultos e adolescentes e começa frequentemente nas extremidades inferiores. A Comissão Europeia, em 2004, registou um total de 90 novos casos de ASPS nos Estados Unidos; previu que cerca de metade dos doentes se situaria entre os 15 e os 29 anos de idade.

Caraterísticas clínicas

A maioria dos doentes com ASPS provavelmente já tem o cancro há algum tempo antes de procurar assistência médica. A razão é que o tumor cresce tão lentamente que, no início, causa poucos sintomas e não forma uma grande massa. Quando o tumor já é suficientemente grande para que o doente sinta um nódulo na lesão primária e procure ajuda médica, o tumor já se espalhou frequentemente, estabelecendo pequenas colónias metastáticas por todo o corpo, frequentemente encontradas nos pulmões e até no cérebro. Tem um crescimento ainda mais lento do que o CCS, mas é definitivamente um tumor maligno que tende a espalhar-se inexoravelmente se não for completamente removido por cirurgia. Muitos doentes podem viver com a doença durante anos ou mesmo décadas. Embora a maioria dos doentes com ASPS nunca se possa livrar completamente do cancro, muitos podem ser submetidos a cirurgias repetidas ao longo dos anos. O aumento do fluxo sanguíneo pode até causar um ruído audível do sangue a passar pelo tumor - conhecido em termos médicos como bruit.[124]

Caraterísticas radiográficas

Ao exame radiológico, as ASPS parecem ser massas sólidas de tecidos moles. Se houver erosão do osso subjacente (como por vezes acontece com a ASPS) ou uma metástase óssea rara, uma cintigrafia óssea de medicina nuclear pode ser positiva. Geralmente não apresentam calcificações extensas. A extensa irrigação sanguínea da ASPS também pode, por vezes, ser apreciada na tomografia computorizada, uma vez que a maioria das tomografias computorizadas realizadas para detetar o cancro utilizam um corante radiológico intravenoso que ilumina os vasos sanguíneos que alimentam o tumor à medida que os atravessa.

Caraterísticas histopatológicas

No exame macroscópico, a ASPS tem numerosos vasos sanguíneos, o que reflecte a sua natureza angiogénica. Devem ser distinguidas das malformações vasculares. O ASPS é caracterizado pela presença de células poligonais com citoplasma eosinofílico claro ou finamente pontilhado. Os ASPS têm uma arquitetura lobular com pseudomembranas que envolvem o ninho de células (fig.14)

Manchas especiais

As células ASPS são PAS positivas, o que reflecte o glicogénio, razão pela qual as células ASPS aparecem claramente na histologia de rotina.

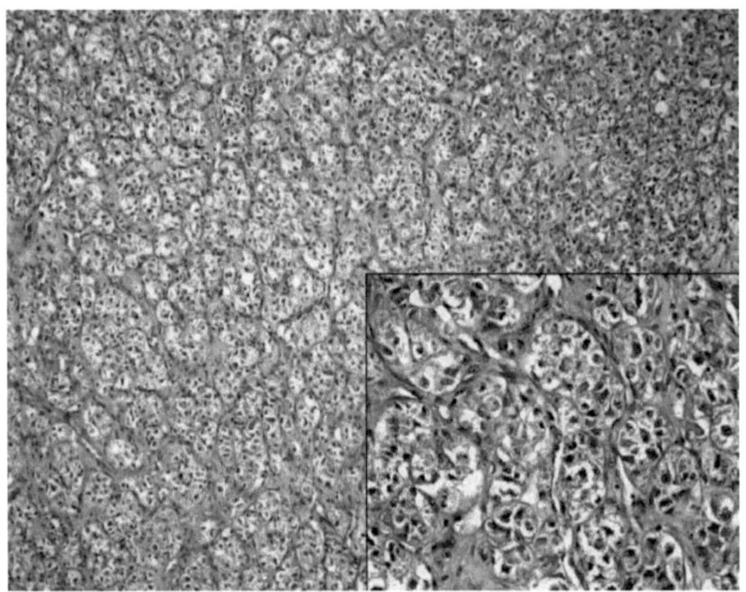

Figura 14: As células poligonais uniformes com bordos bem distintos, citoplasma vacuolado granular a eosinofílico com um ou mais núcleos vesiculares H & E X 10 (inserir X 40) (Cortesia: Goldberg e Albritton)

Tratamento e prognóstico

O prognóstico da ASPS é mais influenciado pelo seu estádio. Para os doentes com tumores localizados aquando do diagnóstico, 87% permanecerão vivos cinco anos mais tarde; apenas 20% dos doentes com metástases aquando do diagnóstico viverão cinco anos. No entanto, mesmo os doentes com metástases podem ter uma evolução indolente e é provável que tenham uma esperança de vida mais longa do que um doente com uma extensão comparável de outro sarcoma dos tecidos moles.

A maioria das séries relatadas também sugere que a ASPS não responde à quimioterapia, e que a terapia cirúrgica deve ser a base da terapia e está associada a uma hipótese de sobrevivência a longo prazo. A ressecção cirúrgica de metástases progressivas - mesmo de metástases pulmonares - deve ser considerada caso a caso. Alguns estudos sugerem que, particularmente em adultos, para tumores que não podem ser completamente ressecados, mas que não têm evidência de disseminação para além da área local onde ocorreram, a radioterapia no leito do tumor pode estar associada a uma menor probabilidade de recorrência. Uma vez que as crianças podem ter mais hipóteses de cura com uma cirurgia agressiva e são mais susceptíveis de sofrer perturbações do crescimento ou de sofrer uma segunda neoplasia maligna após a radioterapia, as indicações para a radioterapia na criança com doença localmente irressecável mas não metastática não são tão claras. [124]

5. Variante de células claras do rabdomiossarcoma

O rabdomiossarcoma (RMS) é o sarcoma pediátrico de tecidos moles mais frequente e presume-se que tenha origem numa célula mesentérica primitiva empenhada na diferenciação do músculo esquelético.[125]

Caraterísticas clínicas

Trata-se de uma neoplasia maligna agressiva que ocorre quase sempre em crianças e adolescentes com menos de 20 anos de idade. Aproximadamente 16% dos doentes com SMR têm metástases na apresentação e a lesão da medula óssea (MO) está envolvida em cerca de 30% dos casos.

Os tumores primários encontram-se frequentemente na cabeça e no pescoço ou no trato geniturinário, mas foram descritos casos raros de metástases de BM com um local primário desconhecido. O EMR inclui diversas variantes histológicas, sendo os subtipos embrionário e alveolar os mais comuns. O RMS alveolar está associado a um pior prognóstico e é identificado citogeneticamente por uma das duas translocações cromossómicas t(2;13) ou t(1;13). O RMS alveolar primário é frequentemente recapitulado histologicamente pelas suas metástases, incluindo as do BM.[126]

Caraterísticas histopatológicas

Ao exame macroscópico, o tumor tem uma cor bronzeada, vermelha e esbranquiçada, com um aspeto e consistência macios e carnudos; nalgumas áreas observam-se focos de hemorragia e necrose. (Journal of Cancer Research). Ao exame microscópico, a arquitetura é difusa e focalmente alveolar. As células tumorais são de três tipos. A maioria das células é grande, redonda ou poligonal, com abundante citoplasma vacuolado claro. Por vezes, encontram-se fibrilhas em redor do núcleo. Os núcleos têm frequentemente contornos irregulares e nucléolos múltiplos. A atividade mitótica é elevada. Algumas células redondas ou alongadas têm citoplasma fibrilar eosinofílico e apresentam algumas estrias duplas. Algumas células são redondas e de tamanho médio com um rácio nucleocitoplasmático elevado.[127]

Manchas especiais

A coloração de ácido periódico de Schiff demonstra grandes quantidades de glicogénio intracitoplasmático nas células claras. As células tumorais apresentam imunomarcação positiva para marcadores musculares como desmina, actinas musculares e distrofina. A microscopia eletrónica mostra grandes lagos de glicogénio, gotículas de lípidos e caraterísticas do músculo estriado.[128]

6. Sarcoma de Ewing e tumor neuroectodérmico primitivo

Introdução

O sarcoma de Ewing é um tumor maligno de células azuis, pequeno e redondo. Trata-se de uma doença rara em que as células cancerosas se encontram no osso ou nos tecidos moles. As zonas mais comuns em que ocorre são a pélvis, o fémur, o úmero, as costelas e a clavícula. Uma vez que um locus genético comum é responsável por uma grande percentagem de sarcoma de Ewing e de tumores neuroectodérmicos primitivos (PNET), estes são por vezes agrupados numa categoria conhecida como a família de tumores de Ewing. No entanto, as doenças são consideradas diferentes: os tumores neuroectodérmicos primitivos periféricos não estão geralmente associados aos ossos, enquanto os sarcomas de Ewing estão mais frequentemente relacionados com os ossos.[129]

Caraterísticas clínicas

A ES e o PNET afectam principalmente jovens brancos e hispânicos e são extremamente raros em indivíduos de origem africana ou asiática. Não se conhece a razão para esta distribuição étnica tão marcante, embora existam diferenças inter-étnicas para determinados alelos de um dos genes consistentemente alterados na ES e no PNET. Os tumores podem desenvolver-se em quase todos os ossos e tecidos moles e apresentam-se frequentemente com dor e inchaço. Aproximadamente 25% dos doentes têm doença metastática detetável nos pulmões, ossos e medula óssea aquando do diagnóstico, mas quase todos os doentes têm micrometástases, tal como evidenciado por uma taxa de cura de 10% apenas com terapia local.[130]

Caraterísticas histopatológicas

As caraterísticas histológicas típicas incluem placas de células redondas monomórficas que, tipicamente, têm um citoplasma claro na coloração H&E, devido ao glicogénio, com pequenos núcleos hipercromáticos e núcleos inconspícuos. Existe normalmente uma necrose extensa com preservação periteliomatosa do tumor viável e ausência de material intercelular. As variantes incluem células maiores, maior pleomorfismo, cromatina mais condensada e um padrão de crescimento lobular ou organoide.[130]

Manchas especiais

A presença de glicogénio pode ser demonstrada através de uma coloração PAS positiva e de uma coloração PAS diastase negativa. Nenhuma coloração histoquímica ou imuno-histoquímica utilizada por rotina pode distinguir positivamente a ES e o PNET de outros tumores indiferenciados da infância; no entanto, na grande maioria dos casos, foi demonstrado que a ES e o PNET expressam em níveis extremamente elevados um antigénio determinado pelo gene MIC2. O produto do MIC2 é uma glicoproteína com uma massa molecular de aproximadamente 30.000 daltons localizada na superfície celular e que se acredita estar envolvida na adesão celular. Embora a deteção imunohistoquímica de

A expressão de MIC2 é um marcador de diagnóstico sensível para a família de tumores ES/PNET, mas carece de especificidade na medida em que muitos outros tumores e, aliás, muitos tecidos normais, também são imunorreactivos com anticorpos anti-MIC2.[130]

Tratamento

Quase todos os doentes necessitam de quimioterapia com múltiplos fármacos (incluindo frequentemente ifosfamida e etoposido), bem como de controlo local da doença através de cirurgia e/ou radioterapia. É necessária uma abordagem agressiva porque quase todos os doentes com doença aparentemente localizada na altura do diagnóstico têm, na realidade, doença metastática assintomática. O tratamento consiste frequentemente em quimioterapia neo-adjuvante, que inclui vincristina, doxorrubicina e ciclofosfamida com ifosfamida e etoposídeo. Após cerca de três meses de quimioterapia, o tumor remanescente é ressecado cirurgicamente, irradiado ou ambos. A ressecção cirúrgica pode envolver o salvamento ou a amputação do membro. A excisão completa no momento da biópsia pode ser efectuada se a malignidade for confirmada no momento do exame

DIVERSOS

A. Infecções virais

1. Papiloma escamoso

Introdução

O papiloma escamoso é uma proliferação benigna do epitélio escamoso estratificado, resultando numa massa papilar ou verruciforme. Esta lesão é induzida pelo vírus do papiloma humano (HPV). O modo exato de transmissão é desconhecido, podendo dever-se ao contacto sexual e não sexual entre pessoas, a objectos contaminados, à saliva ou ao leite materno. Em contraste com outras lesões induzidas pelo HPV, os vírus do papiloma escamoso parecem ter uma taxa de virulência e infecciosidade extremamente baixa. O papiloma escamoso ocorre em um de cada 250 indivíduos e constitui aproximadamente 3% de todas as lesões orais.[7]

Caraterísticas clínicas

Ocorre com igual frequência em homens e mulheres e caracteriza-se por um nódulo exofítico macio, indolor, normalmente pedunculado, com numerosas saliências superficiais semelhantes a dedos que conferem um aspeto de couve-flor ou verruga. A lesão pode ser branca, ligeiramente vermelha ou de cor normal, dependendo da quantidade de superfície

queratinização. A rouquidão é a caraterística de apresentação habitual do papiloma da laringe.

Caraterísticas histopatológicas

O papiloma é caracterizado por uma proliferação de epitélio escamoso estratificado queratinizado disposto em projeção em forma de dedo com um núcleo de tecido conjuntivo fibrovascular. O núcleo de tecido conjuntivo pode apresentar alterações inflamatórias. Na camada de células espinhosas observam-se coilócitos, células epiteliais claras alteradas por vírus com pequenos núcleos picnóticos escuros.[8]

Tratamento

A excisão cirúrgica conservadora, incluindo a base da lesão, é o tratamento adequado para o papiloma escamoso oral e a recorrência é improvável. Frequentemente, as lesões têm sido deixadas sem tratamento durante anos, sem qualquer relato de transformação em malignidade, aumento contínuo ou disseminação para outras partes da cavidade oral. [8]

2. **Verruga vulgar**

Introdução

É uma hiperplasia focal benigna, induzida por vírus, do epitélio escamoso estratificado. Um ou mais dos tipos 2, 4, 6, 40 do vírus do papiloma humano associados são encontrados em praticamente todos os exemplos. É contagioso e pode espalhar-se para outras partes da pele ou membrana mucosa de uma pessoa através de auto-inoculação.[7]

Caraterísticas clínicas

É frequentemente descoberta em crianças, mas podem surgir lesões ocasionais até à meia-idade. A pele das mãos é normalmente o local da infeção. Quando a mucosa oral está envolvida, as lesões encontram-se normalmente no bordo do vermelhão, na mucosa labial ou na parte anterior da língua. Trata-se de uma pápula indolor ou de um nódulo com projecções papilares ou uma superfície rugosa e pedregosa. Pode ser pedunculada ou séssil.

Caraterísticas histopatológicas

Caracteriza-se por uma proliferação de epitélio escamoso estratificado hiperqueratótico disposto em forma de dedo ou de projeção pontiaguda com núcleo de tecido conjuntivo. São frequentemente observados coilócitos abundantes na camada espinhosa superficial. Os coilócitos são células epiteliais alteradas pelo HPV com espaços claros perinucleares e pequenos núcleos escuros picnóticos.[8]

Tratamento

Tratada eficazmente com ácido salicílico tópico, ácido lático tópico ou crioterapia com azoto líquido. A excisão cirúrgica é indicada apenas para casos com uma apresentação clínica atípica em que o diagnóstico é incerto.[8]

3. Condiloma acuminado

Introdução

As caraterísticas do condiloma acuminado são excelentemente recordadas pela sua terminologia. "Condiloma" deriva do grego "kondulos" (uma junta) - o perfil expandido e exofítico. "Acuminatum" deriva do latim "acuminare" (tornar pontiagudo) - o perfil afilado dos seus processos. Os autores americanos referem-se por vezes aos processos de superfície rugosa como "asperezas". Claramente, "condiloma acuminado" deve ser reservado apenas para essa lesão, tanto por propriedade como por prioridade de aplicação.[131] É uma proliferação induzida por vírus do epitélio escamoso estratificado dos órgãos genitais, região peri-anal, boca e laringe.

Caraterísticas clínicas

É normalmente diagnosticada em adolescentes e adultos jovens, mas pessoas de todas as idades são susceptíveis. As lesões orais ocorrem mais frequentemente na mucosa labial, no palato mole e no frénulo lingual. O condiloma típico apresenta-se como uma massa exofítica séssil, rosada, bem demarcada, não sensível, com projecções superficiais curtas e embotadas.

Caraterísticas histopatológicas

Aparece como uma proliferação benigna de epitélio escamoso estratificado acantótico com uma projeção superficial papilar ligeiramente queratósica. Os núcleos de tecido conjuntivo fino suportam a projeção epitelial papilar. Os coilócitos são as células caracterizadoras comuns do Condiloma acuminado. São anormalmente esferoidais e o halo perinuclear é um efeito citopático marcante do vírus, tornado mais distinto por uma condensação citoplasmática periférica estreita.

Tratamento

É geralmente tratada por excisão cirúrgica conservadora. A ablação por laser também tem sido utilizada. Os agentes tópicos não cirúrgicos, aplicados pelos doentes, como o imiquimod ou a podofilotoxina, estão a tornar-se a base do tratamento.[8]

B. Doença de armazenamento

1. Hand- Schullers- Doença cristã

Introdução

Trata-se de um espetro clinicopatológico tradicionalmente considerado sob a designação de histiocitose das células de Langerhans. Trata-se de uma histiocitose crónica disseminada que envolve os ossos, a pele e as vísceras.

Caraterísticas clínicas

Esta doença é encontrada em doentes de uma ampla faixa etária, sendo que mais de 50% de todos os casos são observados em doentes com menos de 15 anos de idade. Em geral, os sexos parecem ser igualmente afectados. As lesões podem ser encontradas em quase todos os ossos, mas o crânio, as costelas, as vértebras e a mandíbula encontram-se entre os locais mais frequentemente afectados. As lesões ósseas são frequentemente acompanhadas de dor e sensibilidade surdas.

Caraterísticas histopatológicas

Os doentes com histiocitose das células de Langerhans apresentam uma infiltração difusa de células mononucleares grandes e pálidas que se assemelham a histiócitos. Estas células têm limites citoplasmáticos indistintos e núcleos arredondados ou vesiculares. Podem estar presentes células plasmáticas, linfócitos e células gigantes multinucleadas, bem como áreas de necrose e hemorragia.[8]

Tratamento

As lesões ósseas acessíveis, como as da maxila e da mandíbula, são normalmente tratadas por curetagem. Podem ser utilizadas doses baixas de radiação para lesões ósseas menos acessíveis.

O prognóstico é pior para os doentes em que os primeiros sinais da doença se desenvolvem numa idade muito jovem e um pouco melhor para os doentes que são mais velhos na altura do início da doença.[7]

2. Doença de Hurler

A síndrome de Hurler é uma perturbação do metabolismo dos mucopolissacáridos que apresenta uma variedade de caraterísticas clínicas clássicas. Caracteriza-se por um nível elevado de excreção de mucopolissacarídeos na urina. Ocorre uma anomalia cromossómica no braço cromossómico **4p16.3.**[8]

A doença, na qual existe uma acumulação intracelular excessiva de sulfato de condrotina B e de sulfato de heparina nos tecidos e órgãos onde estes se encontram normalmente, é herdada como uma caraterística autossómica recessiva.

Caraterísticas clínicas

A doença manifesta-se normalmente nos primeiros dois anos de vida, progride durante a primeira infância e a adolescência e termina com a morte, normalmente antes da puberdade. A cabeça parece grande e as caraterísticas faciais são bastante típicas, consistindo numa testa proeminente, nariz largo em sela e narinas largas, hipertelorismo, pálpebras inchadas com sobrancelhas grossas e espessas, lábios grossos, língua grande, boca aberta e congestão nasal com respiração ruidosa.

A opacidade progressiva da córnea é uma manifestação clássica da doença, tal como na hepatoesplenomegalia, resultando num abdómen protuberante. O pescoço curto e as anomalias da coluna vertebral são típicos, enquanto as contraturas de flexão resultam em mãos em garra. Estes indivíduos com nanismo são mentalmente retardados.

Manifestações orais: Estas consistem num encurtamento e alargamento da mandíbula com gónios proeminentes, grandes distâncias intergoniais e distâncias maiores do que o normal à volta da arcada, de ramo a ramo, o que explica, pelo menos em parte, o espaçamento típico dos dentes. Podem ser encontradas áreas localizadas de destruição óssea nos maxilares, que parecem representar folículos dentários hiperplásicos com grandes poças de material metacromático, provavelmente mucopolissacárido. Os próprios dentes são frequentemente descritos como sendo pequenos, muito espaçados e mal formados. A hiperplasia gengival tem sido repetidamente descrita em doentes com síndrome de Hurler.[7]

Caraterísticas histológicas:

Existe uma acumulação excessiva de mucopolissacáridos intracelulares em muitos tecidos e órgãos do corpo, incluindo o fígado, o baço, o sistema retículo-endotelial, o sistema nervoso, a cartilagem, o osso e o coração. Também se encontram deposições anormais em muitos locais, com os fibroblastos afectados a assumirem o aspeto de células **"claras"** ou **"gárgulas"**.[7]

Resultados laboratoriais:

Existe um nível elevado de mucopolissacáridos na urina. Para além disso, podem ser frequentemente demonstrados grânulos metacromáticos ou corpos de Reilly no citoplasma dos linfócitos circulantes.[8]

Não existe tratamento para estas doenças. [7]

Perfil imunohistoquímico de várias lesões de células claras

Clear cell lesions	Histopathological pattern	Special stains	IHC	Differential Diagnosis
Salivary gland				
1. Clear Cell Myoepithelial Carcinoma	Arranged in various patterns including plasmacytoid, epithelioid and clear cells	Positive for PAS	Show positivity for S-100, high molecular weight cytokeratin, MSA, alpha SMA	Clear cell Oncocytoma, MEC, Acinic cell carcinoma, Clear cell Carcinoma
2. Epithelial-Myoepithelial Carcinoma	Arranged in various pattern including tubular, cibriform, solid and spindle cell areas	Positive for PAS and susceptible to diastase digestion, Positive for Methanamine silver, Mucicarmine and Alcian blue	Highlighted by Pancytokeratin, EMA, S-100, SMA, P63 and Vimentin	Myoepithelial carcinoma, Clear cell Carcinoma, Pleomorphic Adenoma
3. Hyalinizing Clear Cell Carcinoma	Clear cells arranged in anastomosing cords, sheets, trabeculae, nests and solid sheets	Positive for PAS and negative for congo-red amyloid staining, myoepithelial antigen and mucin	Highlighted by S-100, MSA, and SMA	Pleomorphic Adenoma and Metastatic Renal Cell Carcinoma
Odontogenic Tumors				
4. Clear Cell Odontogenic Carcinoma	Arranged in 3 histological patterns- biphasic pattern, monophasic pattern and clear cell nest with ameloblastoid palisading	Positive for PAS	Highlighted by S-100 protein, Melanoma associated antigen	Clear cell variant of CEOT, Metastatic Renal Cell Carcinoma
5. Clear Cell Calcifying Epithelial Odontogenic Tumor	Arranged in irregular strands , cords, nests of polyhedral epithelial cells	Positivity for PAS reaction	Highlighted by S-100	CCOT, CCA, Metastatic Renal Cell Carcinoma, Oncocytoma

Metastatic clear cell lesions				
6. Clear Cell Renal Cell Carcinoma	Characterized by solid nests of epithelial cells with clear cytoplasm and small round hyperchromatic nuclei	Positivity for PAS reaction	Positive for focal cytokeratin	Clear Cell Malignancy of Salivary Gland

Perspectivas futuras

As lesões de células claras podem ser analisadas em termos de genética molecular, nomeadamente mutações do K-ras e do p53, instabilidade de microssatélites (IM), aberrações cromossómicas por hibridação genómica comparativa (CGH), perda de heterozigotia (LOH) em múltiplos braços cromossómicos. A análise LOH tem o potencial de detetar loci cromossómicos que albergam novos genes que podem estar envolvidos na tumorigénese. A combinação da análise CGH e LOH permitir-nos-á obter informações sobre alterações genómicas grosseiras e subtis. Além disso, a informação obtida por LOH também ganhará uma importância crescente no futuro, uma vez que o genoma humano será rapidamente explorado pelo projeto do genoma humano. Os genes conhecidos associados a loci com elevada frequência de LOH serão os principais alvos da análise mutacional.[122]

Numa perspetiva futura, os loci de alterações genómicas serão analisados por hibridação in situ fluorescente (FISH).

Tumores das glândulas salivares

Os carcinomas de células claras, especialmente nas glândulas salivares, raramente apresentam alterações genómicas. Hedy referiu que existem alterações genómicas diferenciais entre os carcinomas de células claras e as lesões benignas de células claras das glândulas salivares. Os ganhos cromossómicos mais frequentes nos tumores benignos foram em 22q11.1-q13.33 (40%) e 11q23.3 (38%). Os ganhos recorrentes de grandes regiões genómicas distinguem os carcinomas dos seus homólogos benignos. Foram frequentemente observadas alterações do número de cópias cromossómicas, tais como ganhos de cromossomas inteiros (cr. 8 em 27% e cr. 19 em 50%) ou de braços cromossómicos (20q em 32% e 22q em 50%).[64]

Carcinoma mioepitelial

A microdissecção por captura a laser e a hibridação genómica comparativa foram realizadas por Jones para reportar alterações genéticas em carcinomas mioepiteliais salivares. As perdas em 16q (3/10 casos), 17p (3/10) e 11q (2/10) foram alterações comuns. O número médio de alterações cromossómicas do carcinoma mioepitelial foi inferior ao dos carcinomas ductais não selecionados. Magrini relatou as caraterísticas citogenéticas nos carcinomas mioepiteliais primários e metastáticos das glândulas salivares e apresentou um cariótipo composto no tumor primário: 45~46, XY, +3[cp3]/44~45, XY, -17 [cp4]/46, XY [5]. As células tumorais do nódulo linfático metastático eram quase triplóides e apresentavam um cariótipo complexo. [64]

Tanto os tumores mioepiteliais benignos como os malignos das glândulas salivares apresentam uma expressão desregulada dos membros da via p16INK4a e p53. As células tumorais benignas mostraram uma expressão mais elevada de membros da via p16INK4a (p16INK4a, E2F1 e ciclina D1) em comparação com as glândulas salivares normais. Além disso, os tumores malignos expressaram p53 e EZH2 a um nível mais elevado. Os tumores recorrentes apresentavam mais células tumorais p53 positivas do que os tumores primários. O tipo de células claras dos tumores benignos apresentava a fração de proliferação mais elevada e o tipo de células plasmocitóides apresentava uma percentagem mais elevada de células EZH2 positivas. Isto indica que é necessária uma inativação adicional do p53 na transformação neoplásica e no crescimento tumoral agressivo dos carcinomas mioepiteliais.

Tumores odontogénicos

A via de transdução de sinal predominantemente encontrada no CCC e estas estratégias de conceção serão utilizadas como um novo modelo para tratar o CCC. Estes genes estão principalmente relacionados com a proliferação, a invasão e a metástase. Outros efeitos incluem a adesão, a remodelação da MEC e a desintoxicação. Por conseguinte, os inibidores propostos para esta via são as citocinas (IL-2, IFN-alfa), os anticorpos (anti-VEGF) e as pequenas moléculas (sunitinib, sorafenib) atualmente utilizadas no tratamento do CCC.

Variante de células claras do tumor odontogénico epitelial calcificante

A natureza agressiva deste tumor reflecte-se na sua fraca diferenciação histológica, na presença de necrose e numa elevada taxa de proliferação, avaliada pelo índice de marcação Ki-67. O antigénio Ki-67 é uma proteína não-histona, uma proteína nuclear de ligação ao ADN expressa em células em proliferação (fases G1, S, G2 e M), mas não em células quiescentes (G_0) e, por conseguinte, é amplamente utilizado para determinar a taxa de proliferação tumoral. A evolução maligna do TCEO está associada à perda da atividade transcricional do gene supressor de tumores p53. A proteína p53, vulgarmente conhecida como "guardiã do genoma", é o gene mais frequentemente mutado nos cancros humanos, incluindo os cancros orais. Para evitar a replicação de células com ADN danificado, a proteína p53 provoca a paragem do ciclo celular para reparação do ADN ou apoptose no limite G1 -S. Assim, a perda da função da p53 nas células torna-as susceptíveis de acumular uma variedade de defeitos genéticos a uma taxa elevada, resultando em transformação e progressão malignas. Nas células tumorais malignas, as anomalias do gene p53 conduzem quer à perda do produto de tradução da p53, quer à sobreexpressão da proteína p53 mutante funcionalmente inativa. A perda da atividade transcricional da p53 é um dos eventos mais precoces na história natural do cancro, que confere às células tumorais os dois fenótipos mais importantes: (1) uma vantagem de crescimento para a expansão clonal, escapando à paragem do ponto de controlo G1 e à apoptose; (2) instabilidade genómica e aquisição de mais mutações oncogénicas. A nossa descoberta de que a expressão da proteína p53 nos núcleos das células tumorais encontradas na porção benigna deste tumor, mas não no seu componente maligno, indica que a perda da função da p53 pode desempenhar um papel significativo na transformação maligna do TCEO.[2]

Variante de células claras do Ameloblastoma

O perfil imunológico do ameloblastoma mostra a expressão do citocromo c, APAF-1, caspase-9 e AIF nos germes dentários e ameloblastomas, o que sugere que a via apoptótica mediada pelas mitocôndrias tem um papel na morte celular apoptótica do epitélio odontogénico normal e neoplásico. A expressão destas moléculas de sinalização da apoptose mitocondrial pode estar envolvida na oncogénese, na citodiferenciação e na transformação maligna do epitélio odontogénico. Existe uma frequência relativamente elevada de perda alélica nos tumores ameloblásticos. Com o objetivo de identificar danos mutacionais em genes supressores de tumores em amostras microdissecadas de ameloblastomas e carcinomas ameloblásticos, foi utilizado um painel de marcadores/primers polimórficos marcados com fluorescência de microssatélites para múltiplos genes supressores nos cromossomas 1p, 3p, 9p, 10q e 17p (L-myc, hOGG1, p16, pten e p53). A análise dos produtos de PCR dos tumores mostrou a maior frequência de perda em L-myc e pten. As frequências variaram um pouco entre os diferentes tipos de tumores, mas não foram significativamente diferentes entre os carcinomas e os tumores benignos. Por conseguinte, não se espera que o teste de perdas alélicas forneça informações de prognóstico clínico.[2]

Tumores dos tecidos moles

Os tumores de tecidos moles contêm uma translocação altamente metastática, t(X;18)(p11;q11), em mais de 90% dos casos, frequentemente como a única anomalia citogenética. A translocação pode ser detectada por análise citogenética de rotina, bem como por FISH, proporcionando uma oportunidade para detetar esta anomalia a partir de tecido tumoral fresco cultivado ou por citogenética interfásica. A translocação resulta num gene de fusão SYT SSX, que codifica um novo ARNm e uma nova proteína que são detectáveis por PCR, hibridação in situ, *I I* 122

ou imunohistoquímica.

Lipossarcoma

A ALT é caracterizada pela presença de cromossomas marcadores em anel ou gigantes derivados da região 12q13-15; o tipo mixoide/células redondas apresenta uma translocação t(12;16) que funde o gene TLS com o gene CHOP; e o tipo pleomórfico apresenta anomalias citogenéticas indistintas. A relação exacta entre ALT e WDLS é ainda discutível. A categoria de lipossarcoma desdiferenciado foi estabelecida como uma neoplasia bifásica em que um componente é ALT e o outro é um sarcoma celular, não lipogénico, que constitui o componente desdiferenciado.[122]

Condrossarcoma

A nível molecular, estudos recentes demonstraram a presença de cópias extra do cromossoma 20 e a perda ou rearranjos de 9p no condrossarcoma de células claras. Além disso, foi detectada a expressão de PTHLH, PDGFIHH, fator de transcrição 2 relacionado com Runt. A positividade generalizada para a metaloproteinase de matriz 2 (MMP2) foi demonstrada em alguns casos relatados de condrossarcoma de células claras com comportamento clínico agressivo. Park et al. investigaram o papel do p53 na patogénese deste tumor. Mostraram que uma alteração genética do p53 é um evento raro, enquanto a sua sobre-expressão pode ocorrer numa percentagem substancial de condrossarcoma de células claras. A perda alélica no cromossoma 18q21 foi encontrada no caso laríngeo de condrossarcoma de células claras. Até à data, este facto ainda não foi descrito para os condrossarcomas. Por esse motivo, são necessárias mais investigações no futuro para determinar a genética do condrossarcoma de células claras da cabeça e do pescoço.[122]

Por conseguinte, conclui-se que devem ser encorajados mais estudos, nomeadamente a avaliação quantitativa e os estudos moleculares, para clarificar a essência das moléculas de invasão tumoral em lesões de células claras e estabelecer a relação. A revelação de novos pormenores específicos pode constituir uma oportunidade para proporcionar uma prevenção eficaz e desenvolver novas terapias de tratamento.

Capítulo 4

Resumo e conclusão

As lesões de células claras são um tipo de neoplasia não identificável que representa um novo tipo de lesões. Vários tumores com células claras podem ocorrer na área maxilofacial e vários histótipos distintos foram descritos até à data. As alterações de células claras podem ser observadas em praticamente qualquer tumor benigno ou maligno de derivação epitelial, mesenquimal, melanocítica e hematopoiética, não podendo ser atribuídas a etiologias variáveis. Estas lesões são consideradas malignas desde que seja impossível encontrar provas da sua benignidade.

A distinção entre os diferentes tumores deste grupo e a sua diferenciação da doença metastática é essencial. Embora o diagnóstico diferencial seja um pouco mais simples no que diz respeito aos tumores que surgem nas glândulas salivares principais, torna-se bastante complicado quando se trata de tumores intra-orais que podem ser de natureza odontogénica, salivar ou metastática.

Para obter uma interpretação definitiva, é normalmente possível chegar a um diagnóstico correto utilizando critérios morfológicos rigorosos, com a ajuda de um número limitado de técnicas auxiliares, como a avaliação clínica exaustiva, técnicas de coloração química e histoquímica e uma análise posterior por microscopia eletrónica. No entanto, tendo em conta a heterogeneidade destas neoplasias, devem ser recolhidas e cuidadosamente interpretadas informações clínicas relevantes relativas à idade, sexo, localização exacta e achados radiológicos, a fim de se chegar a um diagnóstico final. Em geral, o prognóstico deste grupo de tumores de células claras é considerado razoável a bom, mas algumas das entidades ainda não estão suficientemente caracterizadas para permitir uma conclusão definitiva sobre o seu potencial biológico.

Referências

1. A.R. Tencate. Oral Histology- Development, Structure and Function. 7ª Edição, Mosby publishers, 2008, pp 333-5.

2. Reichart A e Phillipsen O. Odontogenic Tumors and Allied Lesions Quintessence Publishing Co Ltd, 2004.pp 25-7.

3. Maiorano E, Altini M e Favia G. Clear cell tumors of the Salivary Gland, Jaws and Oral Mucosa (Tumores de células claras das glândulas salivares, maxilares e mucosa oral). Seminários em Patologia Diagnóstica 1997; 14:203-12.

4. Naief N. Klein M. Clear Cell Entities of the Head and Neck: Uma Revisão Selectiva dos Tumores de Células Claras das Glândulas Salivares. Head and Neck Pathol 2008; 2:111-5.

5. Nappi O, Mills S, Swanson P, Wick M. Clear Cell Tumors of Unknown Nature and Origin: A Systemic Approach to Diagnosis. Seminários em Patologia Diagnóstica 1997 agosto; 14(3):164-74.

6. Provenza D, Seibel W. Oral Histology Inheritance and Development. 2nd Edition. Lea & Febiger Philadelphia1986. Pp 370-1.

7. Rajendran R, Sivapathasundharam B. Shafer's textbook of Oral Pathology-6th Edition- Philadelphia Elsevier 2009.

8. Neville BW, Damm DD, Allen CM, Bouquot JE. Oral and Maxillo Facial Pathology. 3rd ed. Philadelphia Elsevier 2004.

9. Chen H, Liu C. Carcinoma Hialinizante de Células Claras do Palato - Um relato de caso. Chin J Oral Maxillofac Surg 2007Setembro; 18:107-17.

10. Wang B, Brandwein M, Gordon R, Robinson R, Urken M, Zarbo R. Primary Salivary Clear Cell Tumors-A Diagnostic Approach. A Clinicopathologic and Immunohistochemical Study of 20 Patients with Clear Cell Carcinoma, Clear Cell Myoepithelial Carcinoma, and Epithelial-Myoepithelial Carcinoma. Arch Pathol Lab Med. 2002 junho; 126:676-85.

11. Ebert. C, Dubin M, Hart C, Chalian A, Shockley W. Clear cell odontogenic carcinoma: a comprehensive analysis of treatment strategies. Head & neck junho de 2005.

12. Kumar, Abbas, Fausto, Aster. Robbins and Cotran Pathologic Basis of Disease. 8th Edition. Publicação Elsevier 2010.

13. Bhaskar S, Anderson C. Orban's Oral Histology and Embryology. 13th Edition. Publicação Elsevier. 2011.

14. Varma S, Shameena P, Sudha S, Nair R, Varghese V. Variante de células claras do

carcinoma mucoepidermóide intraósseo: Relato de uma entidade rara. JOMFP 2012; 16(1):141-4.

15. Hocar O, Le Cesne A, Berissi S, Terrier P, Bonvalot S, Vanel D. et al. Clear Cell Sarcoma (Malignant Melanoma) of Soft Parts: Um estudo clinicopatológico de 52 casos. Dermatologia Pesquisa e Prática volume 2012.

16. Rangel A, Silva A, Augusto F, Lopes M, Almeida O, Vargas P. Variante de Células Claras do Tumor Odontogénico Epitelial Calcificante: É Localmente Agressivo? J Oral Maxillofac Surg 2009; 67:207 -11.

17. Munot P, Ganvir S, Dolas R, Hazare V. Epithelial myoepithelial carcinoma of palate: Um relato de caso. JOMFP 2003; 7(2): 54-6.

18. Mokhtari S, Mirafsharieh A. Clear Cell Chondrosarcoma of Head and Neck. Head Neck Oncol 2012; 4:13-5.

19. Will T, Agarwal N e Petruzzelli G. Oral cavity metastasis of renal cell carcinoma: A case report. Journal of Medical Case Reports 2008; 2:313-5

20. Sharma D, Oslon D, Olivella J, Harbet T, Wang G e Ortman S. Clear Cell Basal Cell Carcinoma. Pathology Research International Volume 2011.

21. Dahiya S, Kumar R, Sarkar C, Ralte M. Clear Cell Odontogenic Carcinoma: A Diagnostic Dilemma. Pathology Oncology Research 2002; 8(4):283-5.

22. Ren J, Liu Z, Liu X, Li Y, Zhang X, Li Z et al . Carcinoma mioepitelial primário do palato. Jornal Mundial de Oncologia Cirúrgica 2011; 9:104-7.

23. Prabhu S, Rekha K e Kumar G. Glandular Odontogenic cyst mimicking central mucoepidermoid carcinoma. JOMFP 2010; 14(1):12-5.

24. Povyil C, Matjovsk Z e Zidkovfi H. Osteossarcoma com um componente de células claras . Virchows Archiv A Pathol Anat Histopathol 1988; 412:273-9.

25. Vitor H , Adriana A, Branda J, Janete D e Luiz A. Caraterísticas clínicas e histológicas do cisto odontogênico botrioide: relato de caso. Revista de Relatos de Casos Médicos 2010; 4:260.

26. Slootweg P.J. Condrossarcoma de células claras da maxila. Oral Surg 1980 setembro; 50(3):233-7.

27. Lehur P, Cote R, Poisson J, Elhilali M, Kandalaft N. Thyroid metastasis of clear-cell renal carcinoma. Can Med Assoc J 1983 January; 128:154-6.

28. Schmidt-Westhausen A, Philipsen HP e Reichart PA. Tumor odontogénico epitelial

calcificante de células claras. Relato de um caso. Int. J. Oral Maxillofac. Surg 1992; 21:47-9.

29. Triantafillidou E, Dimitrakopoulos I, Skordalaki A. Clear cell carcinoma of the glândula salivar menor. Australian Dental Journal 1997; 42:8-10.

30. Tie-jun L, Shi-feng Y e Yan G. Clear cell Odontogenic Carcinoma: A clinicopathologic and immunocytochemical study of 5 cases. Arch Pathol Lab Med 2001 December; 125:1566-70.

31. Dessy, Enrico, Braidotti e Paola. Unusual clear cell variant of epithelioid mesothelioma. Arch Pathol Lab Med 2001; 125: 1588-90.

32. MaioranoE, Altini M, Viale G, Piattelli A, Favia G. Clear Cell Odontogenic Carcinoma-Report of Two Cases and Review of the Literature. Am J Clin Pathol 2001; 116:107-14.

33. Sicurella F, Gregorio A, Stival P, Brenna A. Clear cell carcinoma of minor salivary gland of the tongue. Ata otorhinolaryngol Ital. 2004; 24:157-60.

34. Volmar K, Cummings T, Wang W, Creager A, Tyler D, Xie B. Clear cell Hidradenoma. A mimic of clear cell tumors. Arch Pathol Lab Med. 2005 May; 129:113-16.

35. Shah S, Gupta S, Shet T, Maheswari A, Wuntkal R, Mohandas K. Metastatic clear cell variant of hepatocellular carcinoma with an occult hepatic primary. Hepatobillary Pancreat Dis Int. 2005 May; 4(2):306-7.

36. Green R. Conjunctival Mucoepidermoid Carcinoma: Clear Cell Variant (Carcinoma Mucoepidermóide Conjuntival: Variante de Células Claras). Arch Ophthalmol. 2005 Sep; 123:1265-8.

37. Singh A, Rakheja D e Bhatnagar A. Clear Cell Odontogenic Carcinoma: A Diagnostic and Therapeutic Dilemma. Jornal Mundial de Oncologia Cirúrgica. 2006; 4:91-4.

38. Shetty S, Tupkari J, Barapande S. Variante de Células Claras Periféricas do Tumor Odontogénico Epitelial Calcificante. JOMFP 2006; 10(1): 17-9.

39. Ponniah I, Kumar P, Karunakaran K. Clear Cell Carcinoma of the Minor Salivary Gland (Carcinoma de células claras da glândula salivar menor). Ann Acad Med Singapore. 2007; 36:857-60.

40. Angiero F e Stefani M. Hyalinizing Clear Cell Carcinoma arising on the Anterior Palatoglossal Arch. Anticancer Research. 2007: 4271-8.

41. Uzochukwa N, Shrier D, Lapoint R. Clear Cell Carcinoma at the Base of the Tongue: MR imaging findings. American Journal of Neuroradiology. 2007 janeiro; 28:127-8.

42. Lai G, Nemolata S, Leeca S, Parado G, Medda C e Faa G. The Role of Immunohistochemistry in the diagnosis of Hyalinizing Clear Cell Carcinoma of the minor Salivary Gland. European Journal of Histochemistry. 2008; 52(4):251-4.

43. Yang S, Zhang J, Chen X, Wang L, Xie F e Haikou W. Clear Cell Carcinoma, not otherwise specified, of salivary glands: a clinicopathological study of 4 cases and review of the literature. Oral Surg Oral Med Oral Pathol Oral Radiol Endod. 2008; 106: 712-20.

44. Agarwal A, Sethi A, Chopra S, Sareen D. Clear cell myoepithelioma of hard palate. The Internet Journal of Head and Neck Surgery. 2008; 2(2).

45. Takahashi A, Saito H, Kanno Y, Irishawa A, Ohira H, Kenjo A et al. Caso de Carcinoma hepatocelular de células claras que se desenvolveu no fígado normal de uma mulher de meia-idade. World J Gastroenterol. 2008 janeiro; 14(1):129-31.

46. Gasparini G, Boniello R, Moro A, Federico F, Castri F, Pelo S et al. Unusual clear cell tumors of the jaws - clinical and histopathological considerations: Um relato de caso. Journal of Medical Case Reports 2008; **2**:290-3.

47. Mardi K, Sharma J. Hyalinizing Clear Cell Carcinoma arising in Recurrent Pleomorphic Adenoma of Parotid Gland. The Internet Journal of Pathology ISSN: 1528-8307.

48. Rodriguez O, Gonzalez-Garcia R, Mateo-Arias J, Moreno-Garcia C, Serrano- Gill H, Alcojol L, et al. Metastasis of renal clear cell carcinoma to the oral mucosa, an atypical location. Med Oral Patol Oral Cir Buccal. 2009 Nov; 14(11):601-4.

49. Shaila M., Shetty P. Clear Cell Variant of Calcifying Epithelial Odontogenic Tumor (Variante de Células Claras do Tumor Odontogénico Epitelial Calcificante). KDJ. 2009 abril; 32(2):88-90.

50. Dardick I e Leong I. Clear cell Carcinoma: Revisão da sua histomorfogénese e classificação como uma lesão de células escamosas. Oral Surg Oral Med Oral Pathol Oral Radiol Endod. 2009; 108:399-405.

51. Habibi A, Saghravanian N, Zare R e Jafarzadeh H. Variante de células claras do tumor odontogénico epitelial calcificante extra-ósseo: relato de um caso. J Oral Sci. 2009 set; 51(3): 485-8.

52. Rodriguez M, Esquivel B, Gonzaalez R, Cabrera A, Herrera A. Clear cell sarcoma: Um caso que imita um melanoma maligno cutâneo primário. Indian J Dermatol. 2009 abril; 54(2):168-72.

53. Muller C, Tilgen W, Pfohler C. Clinicopathological diversity of syringomas: Um estudo sobre os conceitos clínicos e histopatológicos actuais. Dermato-

Endocrinologia. 2009 novembro; 1(6).

54. Eun cho K, Ju son E, Ehm kim J, Youk J, Kim E, Kwak J et al. Clear cell Hidradenoma of the axilla: A case report with literature review. Korean J Radiol. 2010 Jul-Aug; 11(4):490-2.
55. Cohen R. Pathology of Clear cell Renal cell Carcinoma. Clin Lab Med. 2011 Jun; 25(2):231-46.
56. Mahapatra, S. Epithelial-Myoepithelial Carcinoma of Parotid - A Rare Case Report. Webmed Central Pathology. 2011; 2(12):250-8.
57. Bhagirath P, Vinay B, Kumar J. Hyalinizing clear cell carcinoma: A rare entity. JOMFP. 2011; 15(3):335-9.
58. Radhika M, Thambiah L, Paremala K, Sudhrakara M. Ameloblastoma Unicístico de Células Claras. JOMFP. 2011; 15(1):109-12.
59. Bugatti L e Filosa G. Acantoma hemossiderótico de células claras: A pigmented Mimicker. Indian J Dermatol. 2011 Jul-Aug; 56(4):426-7.
60. Miura Y, Kurose A, Kondo M, Shibata Y. Clear cell myoepithelial carcinoma of the breast - A case report. Tohoku J Exp. Med. 2003; 200:103-9.
61. Mardi K, Sharma J. Hyalinizing Clear Cell Carcinoma arising in Recurrent Pleomorphic Adenoma of Parotid Gland. The Internet Journal of Pathology ISSN: 1528-8307.
62. Pujary K, Rangarajan S, Nayak D. R, Balakrishnan R, Ramakrishnan V. Hyalinizing clear cell carcinoma of the base of tongue. Int. J. Oral Maxillofac. Surg. 2008; 37: 93-96.
63. Thompson L, Weing B e Ellis G. Oncocitoma da glândula submandibular. Cancro. 1996 dezembro; 78(11).
64. Ellis G, Auclair P. Surgical pathology of Salivary Gland (Patologia cirúrgica da glândula salivar). Filadélfia

Saunders Publication 1991.

65. Thompson L. Salivary Gland Acinic Cell Carcinoma. Ear Nose Throat J. 2010 November; 89(11):530-2.
66. Mishra A, Tripathi K e Mohanty L. Sebaceous lymphadenoma of the parotid gland. India Journal of Pathology and Microbiology. 2011; 54(1):132-3.
67. Hayashi D, TysomeR, Boye E, Gluckman P e Barbaccia C. Sebaceous lymphadenoma of the parotid gland: report of two cases and review of the literature. Ata Otorhinolaryngol Ital. 2007

June; 27(3):144-6.

68. Chandrasekar T, Ramani P, Anuja N, Karthikeyan R, Abhilash PR, Narayan V et al. Unilocular Cystic Sebaceous Lymphadenoma: A Rare Tumour. Ann R Coll Surg Engl. 2007 maio; 89(4):452.

69. Orsini G, Favia G, Piatelli A. Tumor odontogénico epitelial calcificante periférico de células claras. Relato de um caso. J Peridontol. 2000 julho; 71(7):1177-80.

70. Khoo SP, JaW N, Yaacob HB. Calcifying Epithelial Odontogenic Tumour - Case Report and Review of the Literature. Annals Dent Univ Malaya 1997; 4: 45-47.

71. Odukoya O, Arole O: Clear-cell ameloblastoma of the mandible - a case report. Int. J. Oral Maxillofac. Surg. 1992; 21:358-9.

72. Braunshtein E, Vered M, Taicher S, Buchner A. Clear cell odontogenic carcinoma and clear cell ameloblastoma: a single clinicopathologic entity? Um novo caso e uma análise comparativa da literatura. J Oral Maxillofac Surg. 2003 Sep; 61(9):1004-10.

73. Waldron CA, Small IA, Silverman H. Ameloblastoma de Células Claras - Um Carcinoma Odontogénico. J Oral Maxillofac Surg. 1985 Sep; 43(9):707-17

74. Odukoya O, Arole O. Clear Cell Ameloblastoma of the Mandible (A case report). Jornal Internacional de Cirurgia Oral e Maxilofacial. 1992 dezembro; 21(6):358-9.

75. Braunshtein E, Vered M, Taicher S e Buchner A. Clear cell odontogenic carcinoma and clear cell ameloblastoma: a single clinicopathologic entity? Um novo caso e uma análise comparativa da literatura 2003 setembro; 61(9):1004-10.

76. Shear M, Speight P. Cyst of the oral and maxillofacial region. 4th edition, Blackwell Munksgaard Publication. Pp. 79-93.

77. Lynch D, Madden C. O Cisto Odontogénico Botryoid. Relato de um caso e revisão da literatura. Jornal de Periodontologia. 1985; 56(3) 163-167.

78. Mendez P, Junquera L, Gallego L e Baladron J. Cisto Odontogénico Botryoid: Clinical and Pathological Analysis in Relation to Recurrence. Med Oral Patol Oral Cir Bucal. 2007 Dec 1; 12(8): 594-8.

79. Células claras em restos epiteliais de Malassez. Oral Oncology. 2005 41, 99-100.

80. Santos J, Silva C, Ramos E, Desoza L. Cisto gengival do adulto: Relato de caso e investigação imunohistoquímica. Odontologia Geral. 2009 setembro/outubro; 41-5.

81. Krishnamurthi A, Sherlin H, Ramalingam K, Natesha A, Premkumar P e Ramani P. Cisto Odontogénico Glandular: Relato de Dois Casos e Revisão da Literatura. Head Neck Pathol. 2009 June; 3(2): 153-8.

82. Kao GF, Helwig EB, Graham JH. Balloon cell malignant melanoma of the skin. Um estudo clinicopatológico de 34 casos com observações histoquímicas, imunohistoquímicas e ultra-estruturais. Cancer. 1992 Jun 15; 69(12):2942-52.

83. Lili L, Fang Z, Anthony S, Rosemary W, Yanan F, Antonio S, et al. Melanoma maligno metastático de células de balão: relato de caso e revisão da literatura. Int J Clin Exp Pathol 2011; 4(1):315-21.

84. Mardi K, Kausahal V, Bakshi M. Metastatic balloon cell melanoma-a rare differential in the diagnosis of clear cell tumors: Relato de dois casos. Revista de Investigação Clínica do Cancro.2012; 1(2): 89-90.

85. Goetee DK, Doty RD. Balloon cell nevus. Arch Dermawz 1978; (114): 109111.

86. Hashimoto K, Bale GF. Um estudo de microscopia eletrónica do nevo de células em balão. Cancer. 1972; 30:530-40.

87. Bugatti L e Filosa G. Hemosiderotic Clear-Cell Acanthoma: A pigmented mimicker. Indian J Dermatol. 2011 Jul-Aug; 56(4):426-7.

88. Morrison L, Duffey M, Janik M e Shamma H. Clear cell acanthoma: a rare clinical diagnosis prior to biopsy. International Journal of Dermatology. 2010Setembro; 49(9):1008-11.

89. Akin F, Ertam L, Ceylan C, Kazandi A e Ozdemir F. Clear cell Acanthoma: New Observations on Dermatoscopy. Indian Journal of Dermatology, Venerology and Laprology 2008; 74(3):285-7.

90. Muammar A, Joseph C, Thaddeus W. Acantoma gigante de células claras com alterações semelhantes ao queratoacantoma: Um relato de caso. Dermatology Online Journal. 12(4): 11.

91. Langer K, Wuketich S, Konrad K. Pigmented Clear Cell Acanthoma. Am J Dermatopathol. 1994 Apr; 16(2):134-9.

92. Paola M, Camillo F, Giulio G, Giorgio B, Marco U e Piergiacomo C. Acantoma eruptivo múltiplo de células claras. J Dermatol Case Rep. 2010 November 19; 4(2>:25-7.

93. Garda G, Juan, Gonzalez V, Daniel M, Montero I, Rodriguez P. Acantoma Disseminado de Células Claras Eruptivas com Regressão Espontânea: Further Evidence of an Inflammatory Origin? American Journal of Dermatopathology. 2011Augusto; 33(6):599-602.

94. Se Young P, Jae Y, Jung I, Hee J, Kwang J. Um caso de acantoma polipoide de células claras no mamilo. Ann Dermatol. 2010; 22(3).

95. Yeon J, Ji E, You W, Ki Bum M e Hae Y. Um caso de células claras de Eccrine Porocarcinoma. Ann Dermatol. 2010 agosto; 22(3):330-2.

96. Lan C, Yu H, Lio W, Hsu R, Chung J, Tsai K. Clear cell Eccrine Porocarcinoma with extensive cutaneous metastasis and peripheral lymphocyte dysfunction. Br J Dermatol. 2003 Nov; 149(5):1059-63.

97. Hong Y, Oh J, Choi W, Myung K e Choi H. Um caso de Porocarcinoma Écrino de Células Claras. Ann Dermatol. 2010 Aug; 22(3):330-2.

98. Pinol AJ, Pedragosa JR. Tomas JM, Torres A. 7 observações sobre o carcinoma exócrino. Med Cutan Ibero Lat Am.1976: 4(l):23-40.

99. Jose Aneiros-F, Granada S, Barbara C, Virgen D, Maria A, Fernandez-P. The Squamous variant of Clear Cell Eccrine Porocarcinoma. Jornal da Academia Americana de Dermatologia. 2010 março; 62(3).

100.SridharKS, Benedetto P, Otrakji CL, Charyulu KK. Response of Eccrine Adenocarcinoma to tamoxifen. Cancer. 1989: 64(2):366-70.

101. Cornelia S.L, Wolfgang T e Claudia P. Clinicopathological diversity of syringomas A study on current clinical and histopathologic concepts. DermatoEndocrinologia. novembro/dezembro de 2009; 1(6):1-7.

102. Volmar k, Cummings T, Wang W, Creager A, Tyler D, Xie H. Clear Cell Hidradenoma: A Mimic of Metastatic Clear Cell Tumors. Arch Pathol Lab Med. 2005; 129:113-6.

103. Cho K, Son E, Kim J, Yonk J, Kim E e Kwak J. Clear Cell Hi;dradenoma da axila: relato de caso com revisão da literatura. Korean J Radiol. 2010 Jul- Aug; 11(4): 490-2.

104. Thami GP, Kaur S, Mohan H. Atypical clear cell hidradenoma. Indian

Jornal de Dermatologia, Venerologia e Laprologia 2003; 69(7): 43-5.

105. Behboudi A, Stenman G. Clear cell Hidradenoma of the skin (Hidradenoma de células claras da pele). Atlas Genet Cytogenet Oncol Haematol 2006May.

106. Gulsen T, Demirci, Guldehan A, Ilknur A, Damlanur S . Hidradenoma gigante benigno de células claras no tronco anterior. Dermatology Reports. 2011; 34(3).

107. Young Kim D, Cho Bin S, Chung Yang K, Kim Chan Y. Clear Cell Basal Cell Carcinoma with Sialomucin Deposition. Yonsei Med J. 2006 December 31; 47(6):870-2.

108. Kuo T. Clear cell carcinoma of the skin. Uma variante do carcinoma de células escamosas que simula o carcinoma sebáceo. Am J Surg Pathol. 1980 Dec; 4(6):573-83.

109. Vant uchov Y, Curik R. Histological types of basal cell carcinoma. Scripta Medica (Brno). 2006 December; 79(5-6):261-70.

110. Kumar K. Shetty D, Wadhwan V, Gupta P. Synchronous oral squamous cell carcinoma with unusual histopathological features. Jornal de Patologia Oral e Maxilofacial. 2012 dezembro; 16(3):420-5.

111. Radhi J. Basaloid Squamous Cell Carcinoma [Carcinoma Basalóide de Células Escamosas]. ISBN 978-953-51-0024-9.

112. Ko Wn C, Lin Nen C. Clear cell Squamous cell carcinoma- Um relato de caso. Dermatol Sinica. 1995; 13:33-9.

113. Longo R, Baldini D, Gasparini G. An atypical tongue metastasis of renal cell carcinoma in a patient with metachronous hepatocellular carcinoma. Cancer Therapy. 2008; 6:707-10.

114. Pires FR, Azevedo RS, Ficarra G, Cardoso AS, Carlos R, Kowalski LP et al.

Carcinoma de células renais metastático para a cavidade oral e carcinoma mucoepidermóide de células claras: estudo comparativo clinicopatológico e imunohistoquímico. Oral Surg Oral Med Oral Pathol Oral Radiol Endod. 2010 Apr; 109(4):22-7.

115. Terada T. Carcinoma Hepatocelular Metastático para a Gengiva como Primeira Manifestação de Carcinoma Hepatocelular. J Maxillofac Oral Surg. 2011 setembro; 10(3):271-4.

116. Jong Lyel Roh S, Soon Yuhl Naam S, Sung Bae Kim S, Kyung Cha Jo S. Metastatic carcinomas to the oral cavity and oropharanyx. Jornal Coreano de Patologia. 2012; 46:266-71.

117. Daniel Reyes C, Susana E, Irene L. Adenocarcinoma prostático com lesão metastática mandibular: Relato de caso. Med Oral Patol Oral Cir Bucal. 2007 Oct; 12(6):424-7.

118. Mary A. Furlong, M, Julie C. Fanburg-Smith. Lipoma da região oral e maxilofacial: Localização e subclassificação de 125 casos: Oral Surg Oral Med Oral Pathol Oral

Radiol Endod. 2004; 98:441-50

119. Cakarer S, Selvi F, Isler S. C, Soluk M. Lipoma intraósseo da mandíbula: relato de caso e revisão da literatura: Int. J. Oral Maxillofac.Surg.2009; 38:900-2.

120. Andrew L, Albert P. Lipomas of the head and neck in children: International Journal of Pediatric Otorhinolaryngology. 1998; 43:53-60.

121. Cagatay Han U, Yavuz U, Deniz U. Management of lipomas arising from deep lobe of the parotid gland: Auris Nasus Larynx. 2005; 32:49-53.

122. Enzinger and Weiss's, Soft tissue tumors: 4th edition.

123. Irit A, Marilena V, Dan D. Lipossarcoma da língua: Clínica-patológica correlações de uma possível entidade subdiagnosticada: Oral Oncology. 2005; 41:657-66.

124. Goldberg J, Albritton K. Clear cell Sarcoma and Alveolar soft part sarcoma. Um artigo da ESUN.125.

125. Boman F, Champigneulle J, Schmitt C, Beurey P, Floquet J. Clear cell Rhabdomyosarcoma. Pediatr Pathol Lab Med. 1996 Nov-Dez; 16(6):951-9.

126. Govender D, Chetty R. Clear cell (glycogen-rich) Rhabdomyosarcoma presenting as cervical lymphadenopathy. ORL J Otorhinolaryngol Relat Spec. 1999 Jan-Fev; 61(1):52-4.

127. Yan Q, Bin C, Lijuan P, Chunxia L, Feng L. Rabdomiossarcoma alveolar sólido com células fusiformes e diferenciação epitelial do mediastino num homem de 68 anos: Um relato de caso e revisão da literatura. Journal of Cancer Research and Therapeutic 2011 julho-setembro; 7(3):353-6.

128. Jani P, Charles Y. Massive Bone Marrow Involvement by Clear Cell Variant of Rhabdomyosarcoma (Envolvimento maciço da medula óssea por variante de células claras de rabdomiossarcoma). Indian Journal of Pediatrics. 2009 fevereiro; 76:224-8.

129. Yamaguchi U, Hasegawa T, Morimoto Y, Tateishi U, Endo M, Nakatani F, et al. Uma abordagem prática ao diagnóstico clínico do sarcoma de Ewing/tumor neuroectodérmico primitivo e de outros tumores de pequenas células redondas que partilham o rearranjo EWS, utilizando novas sondas de hibridação in situ por fluorescência para EWSR1 em tecido fixado em formalina e embebido em cera de parafina. J Clin Pathol. 2005 outubro; 58(10): 1051-6.

130. Enrique de Alava e William L. Gerald. Molecular Biology of the Ewing's Sarcoma/Primitive Neuroectodermal Tumor Family [Biologia molecular da família do sarcoma de Ewing/tumor neuroectodérmico primitivo]. J Clin Oncol. 2000; 18:204-13.

131. Fletcher S. Histopatologia da infeção pelo vírus do papiloma do colo do útero:

história, taxonomia, nomenclatura e notificação de displasias coilocíticas. J Clin Pathol 1983; 36:616-24.

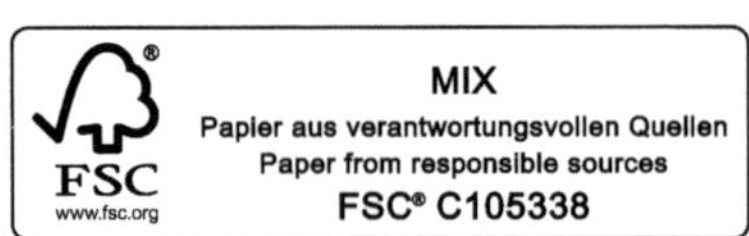

Printed by Books on Demand GmbH, Norderstedt / Germany